全国中医药行业高等教育"十四五"创新教材

中医康养

主　审　张洪兵
主　编　史海波

全国百佳图书出版单位
中国中医药出版社
·北　京·

图书在版编目（CIP）数据

中医康养 / 史海波主编 . -- 北京：中国中医药出版社，2024.8
全国中医药行业高等教育"十四五"创新教材
ISBN 978 - 7 - 5132 - 8558 - 2

Ⅰ . ①中… Ⅱ . ①史… Ⅲ . ①养生（中医）—中医学院—教材 Ⅳ . ① R212

中国国家版本馆 CIP 数据核字（2023）第 221604 号

中国中医药出版社出版

北京经济技术开发区科创十三街 31 号院二区 8 号楼
邮政编码　100176
传真　010-64405721
北京盛通印刷股份有限公司印刷
各地新华书店经销

开本 787×1092　1/16　印张 8.5　字数 196 千字
2024 年 8 月第 1 版　2024 年 8 月第 1 次印刷
书号　ISBN 978 - 7 - 5132 - 8558 - 2

定价　35.00 元
网址　www.cptcm.com

服 务 热 线　**010-64405510**
购 书 热 线　**010-89535836**
维 权 打 假　**010-64405753**

微信服务号　**zgzyycbs**
微商城网址　**https://kdt.im/LIdUGr**
官 方 微 博　**http://e.weibo.com/cptcm**
天猫旗舰店网址　**https://zgzyycbs.tmall.com**

全国中医药行业高等教育"十四五"创新教材

《中医康养》编委会

编写说明

为贯彻落实《国务院关于加快促进健康服务业发展的若干意见》(国发〔2013〕40号)、《国务院关于加快发展养老服务业的若干意见》(国发〔2013〕35号)等文件要求，促进中医药康养产业及学科发展，我们组织相关专家编写本教材，为相关医疗机构、教育机构、养老机构、养老产业单位提供参考及专业指导。

本教材力求突出养生保健与疾病治疗及康养相结合，发挥中医药在"治未病"、重大疾病治疗和疾病康养中的重要作用，努力实现中医药健康养生文化的创造性转化、创新性发展，以期通过本教材的学习，继续提升中医康养学相关领域的服务质量，助推形成形式多样的中医药健康养老服务模式。

本教材充分考虑中医康养与相关学科的关系，尽量避免因课程交叉导致的内容重复，以突出中医康养学科自身的特点，确保学科的独立性和完整性，坚持精选和实用原则，以中医为主，中西医并用，尽量处理好详与略的关系，以彰显中医康养的优势。

本教材编写分工如下：第一章由史海波、王敬、陈云龙编写；第二章由杨璞、周元、赵宇栋编写；第三章由杨建宇、于吉超编写；第四章由徐平平、李涓编写；第五章由杨婷编写；第六章由韩林露、沈佳编写；第七章由徐飖、潘纯编写；第八章由王恒苍编写；第九章由皮亚彬编写；第十章由侯静静编写。

本教材经过多次修改和审校，因编者水平有限，疏漏和不足之处，请各位读者提出宝贵的意见和建议，以便修订时提高。

《中医康养》编委会
2024年5月

目　录

第一章　中医康养基础

中医康养是对全生命周期，即身、心、神的全面养护，目的是使人恢复良好的健康状态，关注生命质量，从而达到延年益寿的目的。中医康养体现了中医学防治结合、治养结合、养康结合的观念。

一、中医康养的理论基础

（一）生理学基础

中医康养以传统中医学的理论和古代哲学思想为指导，以"天人相应""形神合一"整体观为出发点，主张从综合分析的角度去看待生命和生命活动。养生方法以保持生命活动的动静互涵、平衡协调为基本准则，主张"正气为本"，提倡"预防为主"，要求人们用持之以恒的精神，自觉、正确地运用养生康复的知识和方法，通过自养自疗，提高身体素质，以及抗衰防病、康复疾病的能力。

1. 天人合一

人在天地之间、宇宙之中，所有的生命活动都与大自然息息相关。不论季节气候、昼夜晨昏，还是日月运行、地理环境，各种变化都会对人体的生理、病理产生影响，从而影响人的情志、气血、脏腑及疾病的产生。因此，掌握和了解四时六气的变化规律和不同自然环境的特点，顺应自然，保持人体与外界环境的协调统一，才能达到养生保健、防病治病的目的。

2. 形神共养

形即形体，神即神志、意识、思维。形与神两者相互影响、密不可分。形神共养要求人在日常生活中既要重视形体的保健，更要重视心理和精神的调养。具体应用就是调和情志，保持心态的安闲清静，并与保养形体相结合，通过合理饮食、适当运动等使人气血调畅、形体强健、情志安和。

3. 动静互涵

动和静，是物质运动的两个方面或两种不同表现形式。人体生命运动始终保持着动静和谐的状态，维持着动静对立统一的整体性，从而保证了人体正常的生理活动功能。体现在中医康养方面，一则静以养神：我国历代养生家皆十分重视神与人体健康的关系，认为心神清静，就可健康长寿；二则动以养形：运动可促进精气流通、血气畅达、疏通经络、通利九窍；三则动静适宜：提倡动静结合，形神共养。只有做到动静兼修、动静适宜，才能"形神共俱"，从而达到养生的目的。

4. 正气为本

中医学所指的"正气"，是维护人体健康的动力和抵抗病邪的抗病能力。正气充盛，可保持体内阴阳平衡，更好地适应外界变化，故保养正气是养生的根本。保养正气，就是保养"精、气、神"，根本在于护养脾和肾。肾为先天之本，是人体阴阳的根本，与人的生长发育和衰老有极为密切的关系。脾为后天之本，为水谷之海，是气血生化之源。脾、肾二脏关系极为密切，脾气健运，必借肾阳之温煦；肾精充盈，有赖脾所化生的水谷精微的补养。两者相互促进，相得益彰，是保全身形、防止早衰、病后防复的重要途径。

5. 辨证施养

辨证施养是通过观察人体的反应状态和体质差异，充分考虑所在时间、地域的不同，进行个体化养生保健和调理的方法，能很好地体现出中医养生康复的特色。辨证施养需因时、因人、因地制宜。也就是说，养生康复要根据时令、地域，以及人的体质、性别、年龄等不同，制定相应的方法。

（二）病理学基础

1. 体质学原理

在不同的年龄段，由于脏腑功能活动盛衰及气血津液的变化，人体表现出明显的体质差异。小儿时期阳气阴精尚未充盛，处于气血津液不足的状态，体质有较大的灵活性和复杂性。此时为"纯阳之体"，生长发育旺盛，得病易化热，偏颇体质多为实热质和阴虚质；成年阶段气血充沛，脏腑功能强盛，现代社会生活节奏较快，人们往往感到压力很大，经常熬夜，喜食冰冷、肥甘厚味之品，爱好烟酒，又缺乏运动，偏颇体质以气虚质、阳虚质、痰湿质和湿热质居多；随着年龄增长，老年人阴阳气血失调，脏腑功能减退，以气虚质、阳虚质、阴虚质居多。

禀赋遗传是决定体质形成和发展的主要内在因素。处于相同年龄阶段的不同个体受到禀赋遗传影响而表现出明显的体质差异，其中影响较大的因素有性别差异、某些生理缺陷和遗传性特禀质。禀赋遗传对体质类型差异的作用，主要通过阴阳气血的差异来表现。如先天禀赋阴阳充足，则为健康无病的平和质；如禀赋阳不足，易发展为阳虚质，阳气虚无力温运水湿，又可能发展为痰湿质。

不同地域的人，体质分布不同，主要受环境所影响。生活条件、饮食结构、地理环境、季节变化及社会文化因素，都对体质的形成和发展产生一定的制约作用。以地理环境和饮食为例，我国北方地区阳虚质比例较高，可能与当地天气寒冷、少户外运动，以及喜食冷饮、夜生活频繁等生活习惯致使阳气受损或不足有关；西部地区阴虚质较多，可能与当地多风、干燥、强紫外线辐射等特殊气候环境，以及人们多食牛羊肉等有关；南方地区湿热质较多，则可能与当地气温高、多雨，以及人们多食肥甘厚味、少运动有关。

2."治未病"理念

中医学"治未病"思想经过两千多年的发展和完善，包括以下几个方面的内容：①"未病先防"：在未患病之前，采取各种养生保健措施，提高人体正气，抵御外邪入侵，防止疾病的发生，从而做好预防工作。②"将病防发"：在疾病的初发阶段，由于此时病位较浅，病情较轻，正气未衰，在该阶段应早诊断、早治疗，将疾病消灭在萌芽状态。③"既病防变"：在已发疾病的基础上早期辨证施治，同时根据疾病传变规律进行治疗，及时阻止疾病的恶化和传变。④"愈后防复"：指疾病渐趋康复或治愈，宜注意起居、饮食等方面的调摄，若调理不当则易导致疾病反复或留下后遗症。

"治未病"以"防"为核心，重视疾病的早期预防、早期诊断和早期治疗，倡导主动防范。而中医康养不同于西医学，是从整体出发，集健康体检、中医体质辨识、经络调理、健康教育、中医养生、情志起居调护、康复调养等生活方式干预及效果评价于一体的健康管理。其主要目的是通过控制和减少人们生活方式中的健康危险因素和行为，达到整体预防疾病的目的。

二、中医康养的基本原则

（一）整体康养原则

整体观是中医学的基本观点。中医学认为，人的形体与精神、人与自然、人与社会之间都是密切联系、相互影响的。中医康养强调从自然环境到衣食住行，从生活起居到情志调摄，从药饵强身到气功运动等，进行较为全面的综合防病保健，主张把人放在自然社会环境的整体中考虑，充分利用由此及彼、相互感应、牵一发而动全身的整体关系来达到康养的目的。其把握的是人体整体功能状态和功能结构关系，从本质上来说是"助人抗病"，调动人的主动康养能力。

（二）辨证康养原则

人的每个年龄阶段，以及每种疾病、体质都有不同的康养方法。例如，作为主要康养对象的慢性疾病老年患者，个体差异较大，体质的强弱肥瘦、生活经历、精神状态等不同，使得固定的治疗方法多难以奏效。辨证的康养观，应充分注意因地理环境、气候特点、风俗、饮食习惯等形成的个体差异，运用综合性康养方法，达到形神兼顾、标本同治的目的。

（三）功能原则

中医康养能充分发挥中医学在养老、养生及康复保健方面的优势。《"健康中国2030"规划纲要》提出："发展中医养生保健'治未病'服务，实施中医'治未病'健康工程，将中医药优势与健康管理结合，探索融健康文化、健康管理、健康保险为一体的中医健康保障模式。"随着我国人口老龄化进程的加快，尤其是慢性疾病患者数量的持续上升，人们越来越倾向于选择中医防治疾病，卫生服务的重点逐渐由原来主要依靠药物治疗向预防、食疗、康复、保健等需求转变。通过多种形式的中医药理论方法指导及中医养生保健措施，引导老年人建立健康的生活方式，维护身体健康。

（四）机构化、社区化及家庭化原则

随着人口老龄化越来越严重，为了不断推进人民的健康服务水平，需要持续推动医养融合发展，将中医药与康养充分结合，发挥中医药在养生保健与预防疾病、康复训练方面的优势。目前，中医康复服务工作在各级医疗机构已得到不同程度的开展，中医康养专业人员队伍的进一步壮大，对中医康复特色诊疗技术有一定的提升作用，但仍存在康养医疗资源总量不足、中医康养医疗队伍结构不健全、中医康养临床方向和病种局限、中医康养医疗服务体系不健全的问题。

在以上背景下，同时伴随着社区卫生服务的发展，广大社区居民对康养的需求大多为家庭医生式服务，且该需求正逐年增加。体现在对中医"治未病"，以及社区中医适宜技术的服务需求逐步增加。家庭医生式服务，又称家庭医生签约服务，团队成员包括全科医师、社区医护人员、预防保健人员、康复人员、心理咨询师、健康志愿者等。其中，中医医师及康复人员承担的社区中医康复服务工作，是家庭医生签约服务工作中重要的组成部分，是社区卫生服务不可缺少的部分，在社区慢性病干预管理、残疾人管理、健康宣教、改善患者心理状态及生存质量等方面均体现重要作用。

当然，还有一部分特殊人群，如神经内科收治患者多为脑梗死、脑供血不足等，较多患者存在不同程度的运动功能障碍，生活不能自理或自理能力较差，需加强康复治疗与护理管理，便于帮助患者提高生活质量，改善自理能力。目前，中医康养管理可通过医院和家庭的共同参与，帮助并指导患者科学地进行康复运动，对改善患者预后至关重要。

第二章　时令康养

一年四季的气候变化有着春温、夏热、秋凉、冬寒的规律，直接影响万物的生死荣枯。四时阴阳变化对人体的脏腑、经络、气血各方面都有一定的影响，故而人体应顺应四时变化，以调摄阴阳平衡。"春夏养阳，秋冬养阴"乃是养生保健的基本原则，只有顺从四时阴阳，人体才能健康长寿。四时养生保健就是按照时令节气的变化规律，结合人体自身特点，运用相应养生手段进行养生保健的方法。人的生活与自然界息息相关，所谓"天人合一"的养生观，就是告诫人们要顺从四季气候的变化，适应周围环境，使人体与大自然和谐相处以健康长寿。这种"天人相应，顺应自然"的养生方法，是中医养生保健的一大特色。

自然界的基本规律是春主生、夏主长、秋主收、冬主藏，所以养生应当遵循季节的特性。春天要养"生"，即在春天应当借助大自然的生机，去激发人体的生机，鼓动生命的活力，从而进一步激发五脏，尽快从冬天的藏伏状态中走出来，进入新一年的生命活动。夏天要养"长"，所谓养"长"就是利用夏天的长势去促进人体的生长功能。秋天要养"收"，所谓养"收"就是顺应秋天大自然的收势，来帮助人体的五脏尽快进入收养状态，让人体从兴奋、宣发的状态逐渐转向内收、平静的状态。冬季要养"藏"，所谓养"藏"就是要顺应冬天天时的藏伏趋势，调整人体的五脏，让人体各脏腑在经过一年的"运转"后，进入休整状态，也就是相对的"冬眠"状态。除了根据不同季节的养生方法进行调摄外，尤其要注意保持情绪的稳定、饮食适度、不过度劳累、及时增减衣服，谨防外邪侵袭人体。

一、春季养生保健

春季是冬季到夏季的过渡季节，从立春之日起到立夏之日止，历经立春、雨水、惊蛰、春分、清明、谷雨共 6 个节气。春季为四季之首，自然界生机勃勃、欣欣向荣。因此，春季养生需顺应春天知气升发、万物始生的特点，加强自身防护，有碍阳气生长的皆宜避免。此时天气由寒转暖，草木萌芽，万物复苏，人体的新陈代谢也开始变得活跃起来。肌表虽因气候转暖而开始疏泄，但御寒能力相对较差，此时需注意保暖御寒，犹如保护初生的幼芽，使阳气不受到伤害，并逐渐得以强盛，这就是"春捂"的道理。

（一）精神调摄

春季属于五行中的"木"，木的特性是生发。春日里，人们的活动量日渐增加，新陈代谢亦日趋旺盛，无论是血液循环，还是营养供给，都会相应加快、增多。若肝脏功能失常，适应不了气候的变化，就会在之后出现一系列的病症，特别是精神类疾病。同时，肝病患者易在春夏之季发病。春属木，与肝相应，肝主疏泄，在志为怒，恶抑郁而喜条达。春季养神的关键在于"使志生"，要力戒暴怒，更要忌忧郁，做到心胸开阔、乐观向上，保持恬静、愉悦的好心态，以明朗的心境迎接明媚的春光更有利于肝脏养生。学会运用疏泄法、转移法疏导不良情绪，或将不良情绪转移到其他事情上去；可通过踏青赏花、登山旅游陶冶性情，使自己的精神情志与春季的大自然相适应，充满勃勃生机。对于精神病患者来说，此时要注意避免精神刺激，以免病情加重。

（二）饮食调养

春季属肝木，在五脏与五味的关系中，酸味入肝。春易肝亢，故用甘味食物补脾培中，所以此时饮食宜多食味甘的食物、少食酸，意在养脾气以防肝克，如《素问·脏气法时论》云："肝苦急，急食甘以缓之。"春季也为生发之季，可食用辛散微温、助阳之品，辛味调畅气血益于气血生化，温可助阳生发，如葱、姜、蒜、芹菜、香菜、韭菜等；还要吃一些低脂肪、高维生素、高矿物质的食物，如油菜、芹菜、菠菜、小白菜、莴苣等以平肝清热通肠。

（三）起居调养

立春开始，阴寒未尽、阳气渐生，衣物不可骤减，应遵循"春捂"的原则，以助人体阳气生发，抵御外邪侵袭。此时气候由寒转暖，温热毒开始活动，所以强调要防风瘟。过早减少衣物易感风寒之邪，易患流行性感冒、上呼吸道感染等疾病，应注意保暖御寒，做到随气温变化而增减衣服，使身体适应天气的变化。所以"春捂"习惯要保持，尤其是清晨和夜晚，穿衣、盖被宁可偏多，重点在于背部和腿部的保暖，以保存阳气，增强抵抗力。体弱之人尤其要注意背部保暖，还应尽量避免去人多、空气污浊的公共场所活动，注意居室内空气清新、流通。春季起居要规律，春天皮肤舒展，身体各器官负荷加大，使肢体感觉困倦。从中医学角度来说，贪睡不利于阳气升发。为了适应这种气候转变，日常起居应早睡早起，不要懒床。春日里尽量不要熬夜，经常到室外漫步，与大自然融为一体，以适应自然界的生发之气。

（四）运动调养

阳春三月，风和日丽，万物更新，为了适应春季阳气升发的特点，可结合自己的身体条件，选择合适的运动锻炼方式。春光明媚、草木吐绿，正值一年当中踏青的好时节。春季时体内的肝胆经脉旺盛活跃，若能在此时保持情绪通畅，就可以增强免疫力，让身体维持在最佳状态。外出郊游踏青不仅能亲近自然、放松身心，还能锻炼身体、陶冶情操。春暖花开之际，散步是一种值得推广的养生保健方法，但要量力而行，切勿过度劳累。中老年人适于低强度、低能量消耗的运动模式。户外活动可以选择放飞风筝，在放风筝的过程中呼吸新鲜空气，能达到强身健体的目的。

（五）防病保健

春天的天气骤暖骤冷，变化很大，所谓"百草回生，百病易发"，春天天气转暖，致病的微生物易于繁殖，流行性感冒、肺炎、荨麻疹、流行性脑脊髓膜炎等传染病多有发生。体弱的儿童遭受"倒春寒"时，易感染白喉、百日咳、猩红热、感冒等，因此应尽量避免去公共场所活动。老年人易复发偏头痛、高血压、冠心病等，忽冷忽热的气候易使人体的血管不断收缩扩张，这对患有高血压、心脏病的患者危害极大，易发生"脑中风"，或诱发心绞痛或心肌梗死。患有宿疾者应避免过度劳累，防止外邪入侵，谨防旧病复发。春天也是花粉过敏的好发季节，临床上常表现为支气管哮喘、鼻炎、各种皮肤病等。对于花粉过敏的人，应尽可能避开鲜花盛开的地方。

二、夏季养生保健

夏季是春季到秋季的过渡季节，从立夏之日起到立秋，包括立夏、小满、芒种、夏至、小暑、大暑共6个节气。我国民间还有"长夏"一说，是指夏末初秋的一段时月。时至炎夏，自然界阳气最盛，阳气下济，地热上蒸，天地之气充分交合，是自然界万物生长最茂盛、最华美的季节。夏季烈日炎炎，雨水充沛，万物生长，日新月异，阳极阴生，万物成实。因此，夏天养生要顺应夏季"阳盛于外"的特点，注意养护阳气，着眼于一个"长"字。

（一）精神调摄

夏季属心火，火旺。暑为盛夏的主气，人们常把气温高于30℃以上的天气称为暑天，一年四季唯有夏季才有暑天。夏季火热，内应于心，火热炎上，易扰心神，夏季应精神调摄，重在调畅情志、静心宁神。夏季养神的关键是"使志无怒"。就是说，夏季情绪要有节制，以利于气机的宣畅，遇事戒怒，以免伤及心神。夏属火，与心相应，所以在烈日炎炎的夏季，要重视心神的调养。暑为阳邪，易耗气伤津。暑邪侵入人体后，人体腠理大开，大量出汗可使人常感到烦躁不安，故夏季养生应心静自凉，重在清心。

（二）饮食调养

夏季食养应以清解暑热、补充阴津为原则。五行学说认为，夏时心火当令，心火过旺则克肺金，故《金匮要略》有"夏不食心"之说。味苦之物亦能助心气而制肺气。夏天可酌情食用苦味食品，如苦瓜、茶叶、咖啡等，能清心除烦、醒脑提神。夏季天热汗出较多，人体夏季大量排汗，可饮用盐开水。夏日应多吃富含维生素的食物，如西瓜、黄瓜、番茄等。夏季气候炎热，人的消化功能较弱，饮食应清淡少油、易消化。夏季可多食粥，如荷叶粥、绿豆粥、冬瓜粥等以清热滋阴，固护阳气，切忌因贪凉而暴食冷饮。西瓜、绿豆汤和乌梅小豆汤为解渴消暑之佳品，但不宜冰镇。暑天随汗液流失的钾离子多，可多吃含钾食物，如草莓、杏子、荔枝、桃子、李子等，以及大葱、芹菜、毛豆等。此时致病微生物极易繁殖，而且食物极易腐败、变质，肠道疾病多有发生。因此，应讲究饮食卫生，谨防"病从口入"。

（三）起居调养

夏季气候炎热应注意防暑降温。夏季汗出较多，腠理开泄，易致风寒湿邪侵袭，忌汗出当风。有空调的房间，室内外温差不宜过大。夏季睡觉宜晚睡早起，忌室外露宿，忌袒胸受风。外出应防晒，并合理佩戴太阳镜、遮阳帽，避免过量的紫外线照射。夏日天热多汗，衣衫要勤洗、勤换，运动后可用温水洗澡或用温水毛巾擦身。夏季宜晚些入睡、早些起床，以顺应自然界阳盛阴衰的变化。

（四）运动调养

夏季天气炎热，运动锻炼应避免在烈日之下，最好在清晨或傍晚天气较凉爽的时候进行。运动量不宜过大，场地宜选择公园、河湖水边、庭院空气新鲜处，锻炼项目以散步、慢跑、太极拳、气功、广播操为好。可选择游泳，游泳能提高人的呼吸系统功能，增强心脏功能，既能锻炼身体，又能祛暑消夏。汗液过多时，可适当饮用盐开水或绿豆盐汤，切不可饮用大量凉开水；运动后出汗较多，切勿用冷水冲头洗澡。

（五）防病保健

进入立夏以后，日出早而日落晚，白昼的时间长，起居最好能顺应自然规律。适当增加白天的活动以升阳气，夜间充分休息以养阳气。午时阳气最盛，午睡可缓解白昼过长的倦怠，既可避免炎热天气带来的烦闷，又可有效缓解疲劳。夏季酷热多雨，暑湿之气容易乘虚而入，易中暑。若出现中暑的先兆，应立即将患者移至通风处休息。夏季应合理安排工作，注意劳逸结合；避免在烈日之下暴晒，注意室内降温，预防中暑等。夏季气温较高，若日常习惯过早开空调，或空调温度设置过低，很容易受到风寒湿邪的侵袭。乘凉最好选择洁净空敞、自然清凉的场所，避免在过廊、弄堂等有穿堂风之处，以免因感受外邪而生病。阳气最盛的时候常从小暑到立秋后，又称"伏夏"，即"三伏天"，是全年气温最高、阳气最盛的时节。对于每逢冬季发作的慢性病是最佳的防治时机，此为"冬病夏治"，往往可以收到较好的疗效。

三、秋季养生保健

秋季是夏季到冬季的过渡季节，包括立秋、处暑、白露、秋分、寒露、霜降共 6 个节气，起于立秋，止于霜降。立秋是进入秋季的初始，"秋者阳气始下，故万物收"。秋季阳气渐弱，而阴气新长，万物成熟。大暑之后，虽秋凉风至，但盛夏余热未消，秋阳肆虐，特别是在立秋前后，故素有"秋老虎"之说。真正凉爽的季节是白露节气的到来，阴气渐重，凌而为露。秋分是热与冷交替的节气。霜降之时乃深秋，这时天气渐冷，开始降霜。时至金秋，自然界阳气渐收，阴气渐长，即"阳消阴长"，人体的生理活动要适应自然界的变化，故体内的阴阳双方也随之由"长"到"收"进行改变。因此，秋天养生保健须注意保养内守之阴气，凡饮食起居、精神情志、运动锻炼等都离不开"养收"这一原则。

（一）精神调摄

秋高气爽，秋季是宜人的季节，但气候渐转干燥，日照减少。气温渐降，叶落草枯，易产生忧郁、烦躁等情绪。秋内应于肺。肺在志为忧，悲忧易伤肺，易生悲忧情结。秋季养神的关键是"使志安宁"，此时人的精神不应受到外界的干扰，可顺应自然界收敛之气，保持精神上的安宁。我国古代民间有重阳节登高赏景的习俗，也是养生法之一。在秋高气爽之日，登高远眺，或远足郊游，置身于大自然中感受秋收的喜悦，心情豁然开朗，悲忧之情便可荡然无存。

（二）饮食调养

金秋之时，燥气当令。肺在五行属金，故肺气与金秋之气相应。此时燥邪之气易侵犯人体而耗伤肺之阴精，秋季的饮食调养应以滋阴润肺为要，宜收不宜散。古人云："秋之燥，宜食麻以润燥。"此时应少食辛辣之品，多食芝麻、糯米、粳米、蜂蜜、乳制品等柔润食物，多食梨、苹果、橄榄、白果、萝卜等生津补肺的食物，多食酸味收敛之品，如柚子、柠檬、橘子、山楂、猕猴桃等，可配大枣、银耳、百合、山药等以增强润肺之功。

（三）起居调养

秋季应早卧早起，早卧以顺应阴精之收藏，使结气得以收敛；早起以顺应阳同的舒长，使神志安逸宁静。秋季处于自然界阳消阴长、热去寒来的转折期，衣物不可顿增，应遵循"秋冻"的原则，增强人体耐寒能力，有利于避免伤风等病症的发生。"秋冻"还要因人而异，若是老人、小孩，由于生理功能差、抵抗力弱，进入深秋时也要注意保暖，应根据气候变化及时添加衣服。

（四）运动调养

金秋时节是运动锻炼的好时机。在秋天"养收"的时候，因人体的生理活动也随自然环境的变化处于"收"的阶段，阴精阳气都处在收敛内养的状态，故运动养生也要顺应这一原则，可选择慢跑、散步、游泳、练气功等运动。秋高气爽，景色宜人，登山不失为一项较好的运动，有益于身心健康，可增强体质，提高肌肉的耐受力和神经系统的灵敏性，同时登高远眺，可放飞心情、坚定意志、陶冶情操。此外，高山森林、空气清新、负离子含量高，置身于这样的环境之中亦会使心情愉悦。随着天气逐渐转冷，老年人、小儿和体质虚弱者运动量不宜过大。

（五）防病保健

秋季气候特点是干燥。燥邪伤人，容易耗人津液，常见口干、唇干、鼻干、咽干、皮肤干等，可食用沙参、西洋参、百合、杏仁、川贝等，对缓解秋燥多有良效。深秋之后，天气转凉，心脑血管患者的临床症状容易加重，除按时服药外，还应注意防寒保暖，饮食有节，避免情志刺激。此外，秋季为肠炎、疟疾、流行性乙型脑炎等流行性疾病的高发季节，预防工作显得尤为重要，需保持环境干净，注意饮食卫生，不喝生水，不吃腐败变质和被污染的食物。

四、冬季养生保健

冬季是秋冬到春季的过渡季节，包括立冬、小雪、大雪、冬至、小寒、大寒共 6 个节气，是一年中气候最寒冷的季节。冬季自然界草木凋零，昆虫蛰伏，天寒地冻，万物闭藏，阳气潜伏，阴气盛极。春生、夏长、秋收、冬藏是大自然的规律，冬季养生应顺应自然界闭藏之规律以敛阴护阳为根本，遵循"养藏"的原则。若每年冬季都注重冬"藏"，能够有效地预防疾病、治疗疾病。用"冬眠"状态养精蓄锐，为来春生机勃发做好准备。冬季气候寒冷，寒气凝滞收引，易致人体气血不畅，而使许多旧病复发或加重，如中风、脑出血、心肌梗死等。冬季人体阳气收藏，水湿不易从体表外泄，无形之中就加重了肾脏的负担，易导致疾病。

（一）精神调摄

《素问·四气调神大论》曰："冬三月……使志若伏若匿，若有私意，若已有得。"冬季养神的关键是"使志若伏若匿"，人们在冬季要精神内守，安静自如，避免烦恼，使体内阳气得以潜藏。冬日里阳气内敛，多晒太阳是调摄七情、克服不良情绪的自然疗法。沐浴在温暖的阳光里，心情自然会明亮起来，不良情绪随之消除。在冬天里寻求一种安静的精神状态，可以保精怡神。

（二）饮食调养

自然界有春生、夏长、秋收、冬藏的规律，冬天以收藏为本，冬季万物潜藏，人体的阴精、阳气也趋于潜藏，是饮食补养的最好季节。冬季对应的脏腑是肾，尤其应该固藏肾精，应当遵循"秋冬养阴""无扰乎阳"的原则，既不宜生冷，也不宜燥热，最宜食用滋阴潜阳、热量较高的膳食。食补方法因人因地而异，一般阳气偏虚的人，可选羊肉、鸡肉、狗肉等；气血双亏的人，可用鹅肉、鸭肉、乌鸡等。对于不宜食生冷又不宜食燥热的人，可选用枸杞子、红枣、核桃等。中医养生素有"一谷补一脏""五色入五脏"的理论，如黑芝麻、黑米等黑色食物养肾，在冬季要多吃黑色食物，也可食羊肉、鳖、龟、木耳等食物，应避免生冷，以保护阳气。冬季宜少食过咸的食品，如咸菜、海带、紫菜等，也可根据益气、养血、补阴、补阳的不同作用，口服中药或膏方进行调补，如精神疲乏、讲话声音低微、动则出虚汗，这大多属于气虚，可选服人参、党参、五味子、黄芪、白术等益气中药。冬季饮食忌过食生冷食物，易使脾胃之阳气受损，宜减咸增苦以养心气。

（三）起居调养

冬季由于自然界阴盛阳衰，寒气袭人，极易损伤人体的阳气，所以冬季养生应遵从"敛阴护阳"的原则。冬气肃杀，夜间尤甚，宜早睡晚起，早睡以养阳气，迟起以固阴精。保证充足的睡眠时间以利阳气潜藏，阴精积蓄。冬季还应该注意保持室内的空气新鲜，注意室内空气流通和湿度调节。冬季，预防寒冷侵袭是必要的。冬属阴，应以固护阴精为本，宜少泄津液，去寒就温，内守神气。至于防寒保暖，也必须根据"无扰乎阳"的原则，适时增添衣服，可戴围巾、帽子、手套，应及早穿棉鞋。此外，老年人冬季出行也要注意避免受凉而生病，或因不小心而跌伤。

（四）运动调养

冬季气温低冷，毛孔闭藏，人体的"阳气"也都随之闭藏在体内。冬季运动必不可少，适当的运动可加速气血循环，但应适度以不出汗为宜。冬季运动锻炼，应注意保暖防冻。晨起室外气温低，宜多穿衣。对于年轻人来说，冬季可适当选择在日出后进行晨练，进行快走等低强度的有氧运动，此时人体自身温度较高，体力较充沛，容易进入运动状态，对健康有益。对于老年人来说，冬季运动可以选择阳光充足的白天或傍晚。在室外锻炼时要做好热身运动，因寒冷而血管收缩，血液循环不畅，肌肉和韧带也较紧，可通过慢跑、做操和轻练器械的少量运动，使身体发热微微出汗后，再进行较大强度的运动。运动后要及时穿好衣裤，注意保暖，避免寒邪入侵。

（五）防病保健

在冬季养生中，保暖是保证健康的关键，特别要注意的保暖部位是颈部、背部和脚。寒冷空气刺激颈部，易引起咳嗽；风寒等邪气易通过背部侵入，进而引发呼吸系统疾病和心脑血管疾病。寒从脚底生，寒冷多从穴位丰富的双脚侵入人体，双脚保暖则十分重要。婴幼儿、老年人及有心脑血管疾病的人应注意，尽量减少外出次数和减少洗澡次数。冬与肾水相应，肾为封藏之本，最重要的是藏精，避免房事过度。

第三章　体质康养

中医药学凝聚着深邃的哲学智慧和中华民族几千年的健康养生理念及实践经验，是我国古代科学的瑰宝，为中华民族的繁衍昌盛作出了重大贡献。健康长寿是人类的普遍追求，养生是根据生命的发展规律，采取适当措施，以达到增强体质、减少疾病，从而延缓衰老、延年益寿的目的。中医养生主张因时、因地、因人制宜，体质康养是根据亚健康人群、老年人等不同体质特点来制定养生措施，指导健康养生、养老的方法，是中医学因人制宜思想在养生、养老方面的具体体现。

第一节　体质学说与康养

体质，又称"禀质""素质""气质"等，是指人体生命过程中在先天禀赋和后天获得的基础上，所形成的形态结构、生理功能、心理状态和适应能力等方面综合的、相对稳定的固有特质，是人类在生长、发育过程中所形成的与自然、社会环境相适应的人体个性特征。其表现为结构、功能、代谢及对外界刺激反应等方面的个体差异性，对某些病因和疾病的易感性，以及疾病传变转归中的某种倾向性。具有个体差异性、群类趋同性、相对稳定性和动态可变性等特点。

中医体质学是以中医学理论为指导，研究人类各种体质特征、体质类型的生理、病理特点，并以此分析疾病的反应状态、病变性质及发展趋向，从而指导疾病预防、治疗及养生康复的一门学科。以人群体质为研究对象，指导疾病防治和养生康复，是中医学"以人为本，因人制宜"的个体化诊疗重要思想的体现。

中医学和西医学对老年人体质特点的认识有高度一致性。中医学认为人的生、长、壮、老、已是自然规律，对此有详细的论述，如《素问·上古天真论》云："女子七岁，肾气盛，齿更发长……五七，阳明脉衰，面始焦，发始堕；六七，三阳脉衰于上，面皆焦，发始白；七七，任脉虚，太冲脉衰少，天癸竭，地道不通，故形坏而无子也。丈夫八岁，肾气实，发长齿更……五八，肾气衰，发堕齿槁；六八，阳气衰竭于上，面焦，发鬓斑白；七八，肝气衰，筋不能动，天癸竭，精少，肾脏衰，形体皆极；八八则齿发去。"西医学认为，随着年龄的增长，老年人身体功能、精神状况、心理承受力等各方面都会产生相应的变化，免疫功能下降，常有一种或多种慢性病；由于身体功能的衰退，适应能力减弱，在原有疾病的基础上很容易发生感染或其他并发症，容易引起心、肾、肺和脑等重要脏器的功能损害；对药物的代谢及排泄能力减弱，对药物的敏感性增加，服药后易出现不良反应，这些都会引起老年人患病率的升高。

中医学对养老的认识历史悠久，源远流长，《素问·上古天真论》云："上古之人，其知道者，法于阴阳，和于术数，食饮有节，起居有常，不妄作劳，故能形与神俱，而尽终其天年，度百岁乃去。"宋代陈直在《养老奉亲书》中就有对老年人体质特征，特别是心理特征的阐述。中医学认为，体质发展具有阶段性，与年龄有关可据此分为小儿、成年人、老年人3个阶段。将体质学说应用于健康养老领域，制定判定老年体质的《中医体质量表》和健康管理方案，对老年人开展中医体质干预，改变老年人的体质状态，以及对疾病的易感性及发展趋向，是"治未病"的有效方法和重要途径，有利于发挥中医药在健康养老方面的优势。

中华中医药学会于2009年发布《中医体质分类与判定》，制定《中医体质分类与判定表》《中医体质量化辨识与调养指导方案》，提供了中医体质量化辨识的方法、工具与评估体系，为体质辨识及中医体质相关疾病的防治、养生保健、健康管理提供依据。其中不乏运动调养、饮食调养、起居调养、情志调养等中医适宜技术，易于被医疗和养老机构医务人员、社工、护工、义工、老年人自己及家属等习得与操作，有利于将中医药理念贯穿养老服务的整个过程当中，将中医药特色融入居家养老、社区养老和机构养老等各种形式的养老服务中，发挥中医药"简、便、验、廉、效"的优势，成为养老服务的有效措施。因此，体质康养有利于促进中医药健康养老服务的推广和普及。

第二节 体质差异形成原因和分类

一、体质形成原因

体质差异的形成包括先天禀赋和后天影响两个方面，是人体内外环境多种因素综合作用的结果。先天因素决定着体质的相对稳定性和个体体质间的特异性，饮食、起居、情志、环境、疾病等各种后天因素则对体质的形成、发展和变化有重要影响。因此，体质是个体在先天遗传的基础上，受生长发育过程中内外环境各种因素的影响而形成的。地域、年龄、性别，以及宗族的生活方式、行为习惯等因素，形成体质的群类趋同性；禀赋、饮食、情志、疾病等不同，则形成体质的个体差异。

1. 先天因素

先天因素是体质形成的基础，决定着体质的相对稳定性和特异性，是人体体质强弱的前提条件。在体质的形成过程中，先天因素起着决定性的作用。

（1）禀赋 是指子代出生以前在母体内所禀受的一切，受父母生殖之精、父母血缘关系、父母生育年龄，以及在母体内孕育过程中母亲是否注意养胎和妊娠期疾病等因素的影响。先天禀赋是体质形成的基础，是体质强弱的前提。父母生殖之精的盈亏盛衰和体质特征决定了子代禀赋的厚薄强弱和体质特征。父母体质的阴阳偏颇和功能活动差异，可使子代也具有同样的倾向性。

（2）胎传 母体是胎儿生长发育的场所，妊娠期间母体的体质状况影响和决定着胎儿的体质，胎传是影响体质先天因素中的重要环节。孕母饮食、起居、酗酒、吸烟、感染邪毒、用药不当、情志异常波动等，皆可影响胎儿体质。

（3）性别　以先天构成为基础，又与后天因素有密切关系。男女在身体形态、脏腑结构、生理功能、心理特征等方面的差别，影响着体质上的差异。男性多禀阳刚之气，体魄健壮魁梧，性格多外向；女性多禀阴柔之气，体形小巧苗条，性格多内向。

2. 后天因素

后天因素是人出生之后各种因素的总和，如年龄、饮食、劳逸、情志、环境、疾病与药物等。体质可在后天因素的影响下发生变化，这些因素既可影响体质的强弱，也可改变体质类型。因此，改善后天因素，可以弥补先天禀赋之不足，从而以后天养先天，使体弱者变强。

（1）年龄　体质随着个体发育的阶段不同而不断演变，在生命过程中，人体的脏腑经络、气血津液的生理功能都发生着相应的变化，脏腑精气由弱到强、由盛至衰，一直影响着人体的生理活动和心理变化，决定着人体体质的演变。

（2）饮食　饮食结构和营养状况对体质有明显的影响。食物中不同的成分或性味功效，人之五脏六腑亦各有所好，脏腑之气血阴阳，需五味阴阳和合而生。饮食习惯和相对固定的饮食结构，可通过脾胃运化影响脏腑气血阴阳的盛衰偏颇，形成稳定的功能趋向和体质特征。如嗜食肥甘厚味可助湿生痰，形成痰湿体质；阳虚质者常食温热之物，可改善阳气不足的体质偏态。

（3）劳逸　劳逸是影响体质的重要因素。适度的劳作或运动，可使筋骨强壮，脏腑气血功能旺盛；适当的休息，有利于消除疲劳，恢复体力，维持人体正常的功能活动。劳逸结合，有利于身心健康，使身体保持良好的状态。过度劳累或安逸，均对身体有不利影响。如过度劳作，易于损伤筋骨，耗伤气血，形成虚性体质；过度安逸，长期养尊处优，四体不勤，则可致脾胃功能减退，筋肉松弛，气血运行不畅，形成痰瘀体质。

（4）情志　情志，泛指喜、怒、忧、思、悲、恐、惊等情志活动，是人体对外界客观事物刺激的正常反应。情志的变化，可以通过影响脏腑气血的功能活动，进而影响人的体质。精神情志贵在和调，情志和调则气血调畅，脏腑功能协调，体质强壮；反之，长期强烈的情志刺激如果超过人体的生理调节能力，可致脏腑气血功能失调，不同程度地影响体质。

（5）环境　环境包括自然环境和社会环境，不同地区或地域具有不同的地理特征，这些特征影响着不同地域人群的饮食结构、居住条件、生活方式、民俗文化等，从而形成不同环境条件下的体质差异和特征。一般而言，西北地区形体多壮实，腠理偏致密；东南地区体型多瘦弱，腠理偏疏松；滨海临湖，易生湿痰；居寒冷潮湿之地，易形成阴盛或湿盛体质。

（6）疾病与药物　疾病是影响体质的一个重要因素，尤其是一些重病、慢性消耗性疾病，可使脏腑气血阴阳失调，从而影响体质状态。药物能够调整脏腑气血阴阳之盛衰，用之得当，将会收到补偏救弊的功效，使体质恢复正常；用之不当或药物不良反应，可以加重体质损害。

总之，体质禀受先天，受制于后天。先后天多种因素构成影响体质的内外环境，在诸多因素的共同作用下，形成个体不同的体质特征。

二、体质分类

体质差异的形成是先天禀赋和后天影响共同作用的结果，体质分类是认识和掌握体质差异性的重要手段，对临床实践有重要的指导意义。中医学的体质分类，以整体观念为指导，以阴阳五行学说为框架，以藏象及精、气、血、津液、神为理论基础，运用中医四诊的方法，通过主客观评测完成。

中医学重视个体差异，古今医家从不同角度对体质进行不同的分类。《黄帝内经》有阴阳划分法、五行划分法、形态与功能特征分类法、心理特征分类法等。明代张介宾等采用藏象阴阳分类法，叶天士等以阴阳属性分类。现代医家多从临床实践出发，王琦教授提出的体质九分法，即平和质、气虚质、阳虚质、阴虚质、痰湿质、湿热质、血瘀质、气郁质、特禀质，在临床应用最为广泛。

1. 平和质（A 型）

总体特征：阴阳气血调和，以体态适中、面色红润、精力充沛等为主要特征。

形体特征：体形匀称健壮。

常见表现：面色、肤色润泽，头发稠密有光泽，目光有神，鼻色明润，嗅觉通利，唇色红润，不易疲劳，精力充沛，耐受寒热，睡眠良好，胃纳佳，二便正常，舌色淡红，苔薄白，脉和缓有力。

心理特征：性格随和开朗。

发病倾向：平素患病较少。

对外界环境适应能力：对自然环境和社会环境适应能力均较强。

2. 气虚质（B 型）

总体特征：元气不足，以疲乏、气短、自汗等气虚表现为主要特征。

形体特征：肌肉松软不实。

常见表现：平素语音低弱，气短懒言，容易疲乏，精神不振，易出汗，舌淡红，舌边有齿痕，脉弱。

心理特征：性格内向，不喜冒险。

发病倾向：易患感冒、内脏下垂等病；病后康复缓慢。

对外界环境适应能力：不耐受风、寒、暑、湿邪。

3. 阳虚质（C 型）

总体特征：阳气不足，以畏寒怕冷、手足不温等虚寒表现为主要特征。

形体特征：肌肉松软不实。

常见表现：平素畏冷，手足不温，喜热饮食，精神不振，舌淡胖嫩，脉沉迟。

心理特征：性格多沉静、内向。

发病倾向：易患痰饮、肿胀、泄泻等病；感邪易从寒化。

对外界环境适应能力：耐夏不耐冬；易感风、寒、湿邪。

4. 阴虚质（D 型）

总体特征：阴液亏少，以口燥咽干、手足心热等虚热表现为主要特征。

形体特征：体形偏瘦。

常见表现：手足心热，口燥咽干，鼻微干，喜冷饮，大便干燥，舌红少津，脉细数。

心理特征：性情急躁，外向好动，活泼。

发病倾向：易患虚劳、失精、不寐等病。

对外界环境适应能力：耐冬不耐夏，不耐受暑、热、燥邪。

5. 痰湿质（E 型）

总体特征：痰湿凝聚，以形体肥胖、腹部肥满、口黏苔腻等痰湿表现为主要特征。

形体特征：体形肥胖，腹部肥满松软。

常见表现：面部皮肤油脂较多，多汗且黏，胸闷，痰多，口黏腻或甜，喜食肥甘甜黏，苔腻，脉滑。

心理特征：性格偏温和、稳重，多善于忍耐。

发病倾向：易患消渴、中风、胸痹等。

对外界环境适应能力：对梅雨季节及湿重环境适应能力差。

6. 湿热质（F 型）

总体特征：湿热内蕴，以面垢油光、口苦、苔黄腻等湿热表现为主要特征。

形体特征：形体中等或偏瘦。

常见表现：面垢油光，易生痤疮，口苦口干，身重困倦，大便黏滞不畅或燥结，小便短黄，男性易阴囊潮湿，女性易带下增多，舌质偏红，苔黄腻，脉滑数。

心理特征：容易心烦气躁。

发病倾向：易患疮疖、黄疸、热淋等病。

对外界环境适应能力：对夏末秋初湿热气候，湿重或气温偏高环境较难适应。

7. 血瘀质（G 型）

总体特征：血行不畅，以肤色晦暗、舌质紫暗等血瘀表现为主要特征。

形体特征：胖瘦均见。

常见表现：肤色晦暗，色素沉着，容易出现瘀斑，口唇暗淡，舌暗或有瘀点，舌下络脉紫暗或增粗，脉涩。

心理特征：易烦，健忘。

发病倾向：易患癥瘕及痛证、血证等。

对外界环境适应能力：不耐受寒邪。

8. 气郁质（H 型）

总体特征：气机郁滞，以神情抑郁、忧虑脆弱等气郁表现为主要特征。

形体特征：形体瘦者为多。

常见表现：神情抑郁，情感脆弱，烦闷不乐，舌淡红，苔薄白，脉弦。

心理特征：性格内向不稳定、敏感多虑。

发病倾向：易患脏躁、梅核气、百合病及郁证等。

对外界环境适应能力：对精神刺激适应能力较差，不适应阴雨天气。

9. 特禀质（Ⅰ型）

总体特征：先天失常，以生理缺陷、过敏反应等为主要特征。

形体特征：过敏体质者一般无特殊；先天禀赋异常者或有畸形，或有生理缺陷。

常见表现：过敏体质者常见哮喘、风团、咽痒、鼻塞、喷嚏等；患遗传性疾病者有垂直遗传、先天性、家族性特征。

心理特征：随禀质不同，情况各异。

发病倾向：过敏体质者易患哮喘、荨麻疹、花粉症及药物过敏等；遗传性疾病如血友病、先天愚型等；胎传性疾病如五迟（立迟、行迟、发迟、齿迟和语迟）、五软（头软、项软、手足软、肌肉软、口软）、胎惊、胎痫等。

对外界环境适应能力：适应能力差，如过敏体质者对易致过敏季节适应能力差，易引发宿疾。

第三节　九种体质的康养

体质康养是在中医理论指导下，针对个体的体质特征，按照顺应自然、协调阴阳、和调脏腑、通畅经络、形神共养的原则，通过合理的精神调摄、饮食调养、运动调养、起居调护、药物等措施，进而改善体质，强壮体魄，提高人体对环境的适应能力，达到预防疾病和延年益寿的目的。

一、平和质调养

（一）精神调摄

日常生活中保持平和的心态，可根据个人喜好选择弹琴、下棋、书法、音乐、阅读、旅游、种植花草等活动来放松心情。

（二）饮食调养

膳食平衡，饮食多样化。在平衡膳食的基础上，根据不同的季节选择适宜的饮食，以维护人体的阴阳平衡，保障健康。《素问·脏气法时论》曰："五谷为养，五果为助，五畜为益，五菜为充，气味合而服之，以补精益气。"

（三）运动调养

形成良好的运动健身习惯，可根据个人爱好、耐受程度及四季寒热温凉的不同选择运动项目，如运动量较小的郊游、慢跑、跳绳、登高，还有一些健身功法，如五禽戏、太极拳、八段锦、易筋经等，尽量避免锻炼太过以耗气伤阴。

（四）起居调护

起居宜规律，尽量做到春夏两季"夜卧早起"，秋季"早卧早起"，冬季"早卧晚起"，保持睡眠的规律与充足。劳逸结合，穿戴自然，饭后宜缓行百步，不宜食后即睡。

（五）针灸推拿

1. 选穴

（1）涌泉　足底，约当足底第2、3趾蹼缘与足跟连线的前1/3与后2/3交点凹陷中。

（2）足三里　在小腿外侧，犊鼻下3寸，胫骨前嵴外一横指，犊鼻与解溪连线上。

2. 操作　用拇指或中指指腹按压穴位，做轻柔缓和的环旋活动，以穴位感到酸胀为度，按揉2～3分钟，每天操作1～2次。

3. 功效　涌泉滋补肝肾，健脑明目；足三里健脾和胃，益气生血，均是养生保健要穴。

（六）药物

平和质重在维护健康，以保养为主，一般不用药物。工作辛苦或加班时，可适当选用药食两用的药膳或药茶调理，如山药、百合、石斛、芡实、核桃等。生病时，辨证论治，重在及时，预防疾病导致体质偏颇。

二、气虚质调养

（一）精神调摄

培养豁达乐观的心态，不可过度劳神。平时宜欣赏节奏明快的音乐、喜剧、优美散文。

（二）饮食调养

宜选用性平偏温、健脾益气的食物，如牛肉、鸡肉、鸡蛋、大米、山药、白扁豆、黄豆、大枣、香菇等，少吃或不吃空心菜、槟榔、生萝卜等耗气的食物，不宜多食生冷苦寒、辛辣燥热的食物。

（三）运动调养

气虚质人群宜选择低强度、比较柔和的传统健身项目，如八段锦。在做完全套动作后，将"两手攀足固肾腰"和"攒拳怒目增力气"各加做1～3遍，还可采用提肛法防止脏器下垂：全身放松，注意力集中在会阴肛门部，先吸气收腹，收缩并提升肛门，停顿2～3秒之后，再缓慢放松呼气，如此反复10～15次。

（四）起居调护

作息规律，劳逸结合，避免汗出受风，居室环境应采用明亮的暖色调，平时多在自然气候环境下活动，慎用凉水淋浴，避免房事过度。

（五）针灸推拿

1. 选穴

（1）气海 位于下腹部，前正中线上，当脐中下 1.5 寸。

（2）关元 位于下腹部，前正中线上，当脐下 3 寸。

2. 操作 用掌根按揉，每穴 2～3 分钟，每天操作 1～2 次，还可采用艾条温和灸，每次 10 分钟，每周 1 次，或在节气转换日艾灸 1 次。

3. 功效 培补元气，益肾固精，补益回阳，延年益寿。

（六）药物

气虚质宜补气健脾，培元固本，常用方剂如参苓白术散、四君子汤、补中益气丸、玉屏风散、肾气丸等，常用中药如黄芪、人参、西洋参、白术、茯苓、山药等。

三、阳虚质调养

（一）精神调摄

保持积极向上的心态，正确对待生活中的不良事件，及时调节自己的消极情绪，尽量避免和减少不良情绪的影响，可以多听诸如《黄河大合唱》等激昂、高亢、豪迈的音乐。

（二）饮食调养

宜选用补脾阳、温肾阳的甘温食物，如羊肉、鸡肉、带鱼、黄鳝、虾、板栗、腰果、荔枝、红茶等，少食生冷、苦寒、黏腻的食物，如螃蟹、海带、芹菜、苦瓜、冬瓜、西瓜、柿子、甘蔗、梨、绿豆等。

（三）运动调养

宜在阳光充足的环境下适当进行舒缓柔和的户外活动，尽量避免在大风、大寒、大雪的环境中锻炼。可选择八段锦，在完成整套动作后将"五劳七伤往后瞧"和"两手攀足固肾腰"加做 1～3 遍。

（四）起居调护

防寒保暖，避免在阴暗、潮湿、寒冷的环境中长期工作和生活。适当多穿衣服，吃温热的食物，尤其注意腰部、背部和下肢保暖。白天应保持一定的活动量，睡觉前尽量不饮水。

（五）针灸推拿

1. 选穴

（1）百会　两侧耳尖连线之中点取之。

（2）肾俞　背部，第 2 腰椎棘突下，旁开 1.5 寸。

（3）关元　位于下腹部，前正中线上，脐下 3 寸。

2. 操作　百会用平刺法，留针 30 分钟。其余穴位可行针刺补法，或交替使用温针灸。居家保健可用温和灸法，每次 10 ～ 15 分钟，以皮肤微微潮红为度，每周进行 1 ～ 2 次。

3. 功效　百会升阳益气；肾俞补益肾气；关元培本固原，补益下焦。

（六）药物

阳虚质宜补肾温阳，常用方剂如右归丸、桂附地黄丸、附子理中丸、实脾散等，常用中药如鹿角胶、人参、肉桂、仙茅、巴戟天、补骨脂、益智仁、菟丝子、附子等。

四、阴虚质调养

（一）精神调摄

宜克制情绪，遇事冷静，培养自己的耐心，尽量减少与人争执、动怒，保持稳定的心态，可在安静、优雅的环境中练习书法、下棋，多听一些舒缓、轻柔、抒情的音乐。

（二）饮食调养

宜选用甘凉滋润的食物，如鸭肉、甲鱼、黑芝麻、小麦、百合、枸杞子、桑椹、荸荠、蜂蜜、银耳等，少食温燥、辛辣、香浓的食物，如羊肉、韭菜、辣椒、葱、蒜、荔枝、龙眼等。

（三）运动调养

运动勿太过，宜做中小强度、间断性的身体锻炼；不宜进行大强度、大运动量的锻炼，避免在炎热的夏天或闷热的环境中运动，可选择太极拳、八段锦等动静结合的传统健身项目，在做完八段锦整套动作后，可将"摇头摆尾去心火"和"两手攀足固肾腰"加做 1 ～ 3 遍；也可练习"六字诀"中的"嘘"字功。

（四）起居调护

保证充足的睡眠时间，应尽量避免熬夜、剧烈运动、高温酷暑的工作和生活环境等，不宜洗桑拿、泡温泉，节制房事。

（五）针灸推拿

1. 选穴

（1）太溪 位于足内侧，内踝后方与跟骨筋腱之间的凹陷处。

（2）三阴交 在小腿内侧，内踝尖上 3 寸，胫骨内侧缘后方。

2. 操作 采用指揉法，每穴位按揉 2～3 分钟，每天操作 1～2 次，或用毫针补法，留针 30 分钟，每周 1～2 次。

3. 功效 太溪具有滋阴补肾、强健腰膝的功效；三阴交能益精养血补阴，改善阴虚体质。

（六）药物

阴虚质宜滋养肝肾，壮水制火，常用方剂如六味地黄丸、百合固金汤、天王补心丹、一贯煎等，常用中药如熟地黄、北沙参、麦门冬、石斛、百合等。

五、痰湿质调养

（一）精神调摄

心态要积极，多参加社会、体育活动，培养兴趣爱好，还可以适当听一些节奏强烈、轻快振奋的音乐，如二胡《赛马》等。

（二）饮食调养

宜选用健脾祛湿、化痰泄浊的食物，如鲫鱼、文蛤、薏苡仁、山药、冬瓜、荷叶、生姜等；少食肥甘厚腻及寒凉的食物，不宜过饱，忌暴饮暴食。

（三）运动调养

坚持长期运动锻炼，强度根据自己的具体情况循序渐进，选择如慢跑、游泳、武术等。不宜在阴雨季节、天气湿冷的气候条件下运动。若体重超重、膝盖受损，可选择游泳。

（四）起居调护

居住环境宜温暖干燥，避免久居潮湿的环境，穿衣尽量保持宽松，面料以棉、麻、丝等透气散湿的天然纤维为佳。早睡早起，不要过于安逸、贪恋沙发和床榻，睡觉枕头不宜过高，防止打鼾加重；多进行户外活动，以舒展阳气、通达气机。

（五）针灸推拿

1. 选穴

（1）足三里 在小腿外侧，犊鼻下 3 寸，胫骨前嵴外一横指，犊鼻与解溪连线上。

（2）丰隆　位于小腿前外侧，在犊鼻与外踝尖连线的中点，胫骨前嵴外两横指处。正坐屈膝或仰卧位取穴。

2.操作　采用指揉、刮痧、艾灸或拍打等法。每个穴位按揉 2～3 分钟，每天操作 1～2 次，或每穴艾灸 10 分钟，每天 1 次。

3.功效　足三里补益脾胃，健脾化痰；丰隆化湿祛痰。两穴为化痰要穴。

（六）药物

痰湿质宜健脾利湿、化痰祛浊，常用方剂如参苓白术散、五苓散、二陈汤等，常用中药如半夏、苍术、茯苓、陈皮、泽泻等。

六、湿热质调养

（一）精神调摄

情绪宜稳定，尽量避免烦恼，可选择不同形式的兴趣爱好，多参加各种活动，多听曲调悠扬的音乐，如《高山流水》等。

（二）饮食调养

宜食用甘寒或苦寒的清热利湿食物，如绿豆、赤小豆、泥鳅、鸭肉、马齿苋、芹菜、苦瓜、莲藕、荸荠、梨、绿茶等；少食羊肉、动物内脏等肥厚油腻之品，以及韭菜、辣椒、胡椒、烧烤等辛温助热的食物。

（三）运动调养

宜做强度较大的运动，如中长跑、游泳、武术、爬山、登高等，也可做八段锦，在完成整套动作后将"双手托天理三焦"和"调理脾胃须单举"加做 1～3 遍，每日 1 次。

（四）起居调护

居室宜干燥、通风良好，避免居处潮热，可在室内用除湿器或空调改善湿热的环境。选择款式宽松、透气性好的天然棉、麻、丝质服装。注意个人卫生，预防皮肤病。保持充足而有规律的睡眠、二便通畅，避免服用兴奋饮料，防止湿热积聚。

（五）针灸推拿

1.选穴

（1）支沟　位于前臂背侧，在阳池与肘尖的连线上，腕背横纹上 3 寸，尺骨与桡骨之间。

（2）阴陵泉　在小腿内侧，胫骨内侧髁下缘与胫骨内侧缘之间的凹陷中。

2. 操作 采用指揉法，每穴按揉 2～3 分钟，每天操作 1～2 次，还可拔罐、刮痧。

3. 功效 支沟清热理气，降逆通便；阴陵泉健脾益气，渗利水湿。两穴合用，清热利湿，使湿热从大小便而出。

（六）药物

湿热质宜清利湿热，疏肝利胆，常用方剂如甘露消毒丹、三仁汤、茵陈蒿汤、葛根芩连汤、二妙散等，常用中药如黄芩、黄连、黄柏、薏苡仁、茵陈等。

七、血瘀质调养

（一）精神调摄

遇事宜沉稳，保持精神舒畅，避免烦躁，宜欣赏流畅抒情的音乐。

（二）饮食调养

宜选用具有调畅气血作用的食物，如生山楂、玫瑰花、黑豆、黑木耳等。少食寒凉、收涩、冰冻之物，如乌梅、柿子、石榴及油腻食物。

（三）运动调养

宜进行有助于促进气血运行的项目，采用中小负荷、多次数的锻炼，并持之以恒，如健身操、易筋经、八段锦等，八段锦在完成整套动作后将"左右开弓似射雕"和"背后七颠百病消"加做 1～3 遍。不宜做大强度、大负荷的体育锻炼，避免心脑血管意外情况。

（四）起居调护

避寒保暖，劳逸结合。居室宜温暖舒适，不在阴暗、寒冷的环境中长期工作和生活。日常生活规律，注意动静结合，保持大便通畅，避免久坐。

（五）针灸推拿

1. 选穴
（1）期门 在胸部，第 6 肋间隙，前正中线旁开 4 寸。
（2）血海 在大腿内侧，髌底内侧端上 2 寸，股内侧肌隆起处。
2. 操作 采用指揉的方法，每个穴位按揉 2～3 分钟，每天操作 1～2 次，也可采用艾灸疗法，每次 15～30 分钟，每日 1 次。
3. 功效 期门疏肝理气活血；血海补血活血。

（六）药物

血瘀质宜活血化瘀，疏通经络，常用方剂如血府逐瘀汤、桂枝茯苓丸、大黄䗪虫丸等，常用中药如桃仁、红花、川芎、当归、赤芍等。

八、气郁质调养

（一）精神调摄

心态要开朗，多与开朗乐观的人相处，不苛求自己也不苛求他人，常看喜剧、听相声、欣赏欢快的音乐；多读积极向上的、富有乐趣的书籍，培养开朗、豁达的心态。

（二）运动调养

宜坚持每天运动，多参加集体性活动，可参与大强度、大负荷的锻炼，也可以多参加合唱、下棋、打牌等娱乐活动。练习"六字诀"中的"嘘"字功，以舒畅肝气。

（三）饮食调养

宜选用具有理气解郁作用的食物，如小麦、大麦、萝卜、香菜、开心果、八月札等。少食收敛酸涩的食物，如石榴、杨梅、草莓、酸枣、李子、泡菜等。

（四）起居调护

居住环境宜安静、宽敞、明亮，房间内可摆放一些带有香气的植物，如玫瑰花、茉莉花等。衣着暖色系、柔软、透气、舒适。保持规律的睡眠，睡觉前可用温开水泡脚，避免熬夜，睡前不宜饮茶、咖啡等。

（五）针灸推拿

1. 选穴
（1）太冲　在足背第1、2跖骨间，跖骨底结合部前方凹陷中，或触及动脉搏动。
（2）期门　在胸部第6肋间隙，前正中线旁开4寸。
2. 操作　采用指揉的方法，每穴按揉2～3分钟，每天操作1～2次，也可刮痧、艾灸。
3. 功效　太冲、期门均有疏肝理气的作用。

（六）药物

气郁质宜疏肝理气，开郁散结，常用方剂如越鞠丸、逍遥丸、半夏厚朴汤等，常用中药如柴胡、薄荷、香附子、青皮、厚朴等。

九、特禀质调养

（一）精神调摄

特禀质的人因对过敏原敏感，容易产生紧张、焦虑等情绪，因此在尽量避免接触过敏原的同时，还应避免紧张情绪。

（二）运动调养

宜选择慢跑和散步，也可选择下棋等室内活动，可练习"六字诀"中的"吹"字功。不宜选择大运动量的活动，避免春天或季节交替时在野外锻炼。运动时应注意避风寒，如出现哮喘、憋闷现象应及时停止活动。

（三）饮食调养

特禀质的调养原则是均衡饮食，可适量实用抗过敏的食物，如乌梅、金橘、马齿苋等，尽量少食辛辣、腥发食物，不食含致敏物质的食品。

（四）起居调护

起居有规律，保持充足的睡眠时间。居室宜通风良好，生活环境中接触的枕头、床垫、地毯、窗帘等易附着尘螨的物品可引起过敏，应经常清洗和日晒。在陌生环境中要注意减少户外活动，避免接触各种致敏的动、植物。在花开季节，尽量避免过多的室外活动，外出时做好抗过敏防护。

（五）针灸推拿

1. 选穴
（1）神阙　在腹部脐区、肚脐中央处。
（2）曲池　位于肘横纹外侧端，在尺泽与肱骨外上髁连线中点凹陷处。
2. 操作　神阙可用温和灸法，每次 10 分钟，每周 1～2 次。曲池用点按法，每次 10 分钟，每天进行 1～2 次。
3. 功效　神阙培元固本，补益脾胃。曲池既能祛风清热，又能凉血解毒，是治疗皮肤疾病的要穴。

（六）药物

特禀质，又称过敏体质，调理以纠正过敏体质为要，常用方剂如玉屏风散、消风散、过敏煎等，常用中药如黄芪、白术、防风、荆芥、蝉衣、乌梅、当归等。

第四章　环境康养

一、环境康养概述

人类的生存与区域环境息息相关，不同的区域环境长期作用于人体，会形成不同的体质差异。由于区域不同，自然地理条件和社会发展程度不同，人们生活的环境、条件和习惯不同，形成的体质和性格也不相同。地理环境不同，必然导致气候、湿度、温差、水质、土壤中含有的元素等也不相同，因此人的生命过程，以及生理、病理等也不尽相同。我国地理环境素有"东方生风""南方生热""西方生燥""北方生寒""中央生湿"的特点，生活在这些区域的人群表现出的体质各有不同。研究显示，区域环境对人体的健康影响很大，因为区域环境和发展程度不同，居住其中的人群疾病谱和健康状况有着明显的差异。当有害的环境因素长期作用于人体，或者超过一定限度就会危害人体健康，缩短人类寿命。因此，根据所处区域的不同情况，充分利用良好的区域因素，并结合不同的区域特点进行康养，使人体与所在的区域环境相适应是十分必要的。如果所处区域环境中确有无法适应的，或对人体极为不利的环境因素，则应设法改善、规避和远离。

二、不同地区环境对人体的影响

不同地区环境，如土壤、地形、海拔、降水、气候等因素，有山地、沼泽、沙漠、湖泊、森林、海滨、丘陵、盆地的区别。区域环境不同，人类活动与人文地理环境亦不相同。因此，不同区域的人，无论是出生性别比、体型特征、外貌特征、体质特点，还是性格、生活方式、饮食习惯等都有鲜明的地域特点，即所谓"一方水土，养一方人"。

中医学对于环境与疾病的关系早有论述。《素问·异方法宜论》曰："东方之域，其民食鱼而嗜咸，其病皆为痈疡……西方者，金玉之域，砂石之处，天地之所收引也，其民陵居而多风，水土刚强。其民不衣而褐荐，华食而脂肥，故邪不能伤其形体，其病生于内……北方者，天地所闭藏之域也。其地高陵居，风寒冰冽，其民乐野处而乳食，脏寒生满病……南方者，天地所长养，阳之所盛处也，其地下，水土弱，雾露之所聚也。其民嗜酸而食腐，故其民皆致理而赤色，其病挛痹。"

《吕氏春秋·尽数》也有类似的记载："轻水所，多秃与瘿人；重水所，多尰与躄人；甘水所，多好与美人；辛水所，多疽与痤人；苦水所，多尪与伛人。"其说明疾病的发生有明显的地域性规律。中医学对山区多瘿瘤、岭南多瘴气等地方病早有认识，这种医学地理学的思想已被现代科学所研究证实。随着地形变化，相应的化学环境也在发生变化。一般来说，高山地区和山顶易发生碘、氟、碳等元素的缺乏，而河谷、平原、洼地易发生氟中毒，一些地区的矿物对人体也是有害的。此外，水、空气、土壤等各项生态因素在受到人类生产和生活过程中产生的化学物质、放射性物质、病原体及噪声等的污染达到一定程度时，也会危害人体健康，影响生物体的正常活动。

（一）山区

1. 环境特点

山地、丘陵分布地区，连同比较崎岖的高原统称为山区，海拔通常在 500m 以上。我国山区面积占全国总面积的 2/3 以上，是国土总面积的 69.1%，主要分布在东北、西北、西南、华中等地区，如吕梁山脉、川西高原、秦岭山区、青藏高原等。

山区的地形与气候十分复杂，具有独特的环境特点。海拔越高，空气越稀薄，大气中的含氧量和氧分压降低，可造成人体供氧不足。此外，海拔高的山区紫外线强，辐射剂量大，可能导致皮肤、眼及全身性伤害。山区的气候条件为气温较冷、冷暖无常、昼夜温差大。这种气温的急剧变化，易造成上呼吸道感染、肺炎、肺气肿、高血压、脑卒中、冠心病及心肌梗死等。同时，某些山区土壤中化学元素的匮乏，使人体必需化学元素不能得以补充，进而影响人体的某些生理代谢，则会引发某些地方病。例如，由于远离河海的山区缺碘则会导致地方性的甲状腺肿。山区还容易出现极端恶劣天气，引发泥石流、山体崩裂，严重危害生命安全。

2. 疾病防治

（1）高山病　山区空气稀薄，含氧量低，不能满足人体生理需要而导致的低氧血症，称为高山病。初期表现为头晕头痛、心悸气短、呼吸困难、恶心呕吐、腹胀腹痛、食欲不振、失眠或嗜睡、手足麻木或抽搐等，一般会由于疾病的自限性在几天后消失。如高山病不能得到有效控制，会出现高原肺水肿和高山脑病，进而危及生命。患者多见于初入山区或重返山区者，也可见于从海拔相对较低山区转移至更高山区者。

因此，进入山区者应对山区的复杂地势和高原反应有正确的认识，需要克服恐惧紧张的心理，平时养成良好的生活习惯和锻炼方式，才能对自身疾病进行更好的管理与康养。进入山区或长期居住于山区者，应定期体检以了解自身健康情况，并进行体质与心理的适应性训练，掌握有关的防治知识。锻炼方式可以多种多样，如健步走、太极拳、八段锦等。初次进入山区者，应当循序渐进，逐步适应，同时可辅以呼吸体操及气功锻炼，以加快适应的过程。对低氧环境易感者，应当采取走台阶式地缓缓进入山区，这是预防高山病可行、稳妥、安全的方法。在山区居住的居民，应该加强营养，保证摄入足够的糖类、脂肪、蛋白质和新鲜蔬菜，体力负荷不宜过重，要有充足的休息时间。

（2）地方性甲状腺肿　地方性甲状腺肿是以甲状腺增生肥大为主要表现的地方病，俗称"大脖子病"，主要因碘缺乏而造成的。在流行地区以碘化食盐作为预防措施，是地方性甲状腺肿流行区应用最广泛、最简便、最有效的措施之一。同时，相关部门应倡导碘缺乏地区居民自觉食用碘盐及各种海产品，如海带、紫菜、海藻等。通过食盐加碘，可以有效控制地方性甲状腺肿，但不同区域碘缺乏状况不同，需要区别对待。此外，当地居民还应定期检测尿碘，避免因碘摄入过多而造成自身免疫性甲状腺炎和甲状腺功能减退症。世界卫生组织（world health organization，WHO）推荐的碘摄入量为成人每日 150μg，尿碘 100 ～ 200μg/L。

3. 有利因素及应用

（1）有利因素　山区康养是指以山地自然环境为主要环境载体，以山体景观、山地水林、丰富的动植物等自然资源，以及山区居民社会文化生活习俗等人文资源为依托，针对需要运动康养者及静心养性者呈现一动一静的康养活动形态，主要包括登山、徒步、野外生存、山地赛车、户外瑜伽、森林沐浴、山地度假及山间禅修等特色活动。

（2）应用　我国幅员辽阔、地形多样，拥有世界上最丰富的山区景观。中低部山区峰峦起伏、林木茂盛、风景秀丽，置身其中使人心旷神怡，流连忘返，有利于调节紧张的情绪。山间溪流、瀑布纵横交错，使局部区域富集负氧离子，有助于改善肺部的通气换气，适合慢性阻塞性肺疾病、肺纤维化和肺炎等肺部疾病患者进行康养活动。可利用"空气浴""日光浴"防病治病；高原山区气温低而空气干燥，蚊虫及细菌的繁殖受到抑制，能阻断以蚊虫为媒介的传染病发生，加之人口密度低，能有效防止传染病的流行，因此传染病较少。由于山区居民以自然饮食为主，摄入纤维素、维生素较多，而摄入脂肪较少，故心脑血管疾病的发生率大大降低。空气新鲜、环境清洁、受现代化工业污染和噪音危害小，在山区康养能使人心平气和、精神生活宁静，这些都有利于增强人的体质、加速疾病的恢复。

（二）平原和盆地

1. 环境特点

平原是指陆地上海拔在 200m 以下，地面宽广、平坦或有轻微波状起伏的地区，主要分布在大河两岸和濒临海洋的地区。平原包括两大类型：①独立型平原：是世界五大陆地基本地形之一，这类平原海拔较低。②从属型平原：是某种更大地形里的构成单位，如关中平原、成都平原和长江中下游的几个平原都包绕在盆地当中。盆地是指四周高（山区或平原）、中部低（平原或丘陵）的地区，主要由地壳运动形成，如四川盆地。一些盆地包括平原、丘陵和河谷，而盆地也可以位于高原之中，如柴达木盆地就位于青藏高原中。

平原和盆地地势低平，地下水位较高，降雨量丰沛，水源充足，许多地区矿泉蕴藏丰富。地上水网纵横，江河湖泊、水塘、稻田和沼泽地较多，同时也就导致不少地区杂草丛生，容易成为某些传染源宿主动物滋生场所。平原盆地气候温暖，四季分明，由于地势低下，或周围有山岭阻挡，因而造成气流运动缓慢，有时会呈现出相对静止的状态，风速小、湿度大，常出现沉雾和逆温层。由于平原盆地与山地或丘陵相接处地形缓倾，形成山前平原或盆地，因而来自高原山区的河流泥沙常沉积于平原盆地，使该地区某些化学元素富集，成为某些地方病如地方性氟中毒的发病条件。

2. 疾病防治

（1）地方性氟中毒　氟中毒是一种与平原盆地的地理环境密切相关的地方病种，对人体的不良影响极大。发病原因是平原盆地的岩石、土壤和空气中的氟元素过多，居民通过日常饮食及呼吸摄入了过量的氟，使体内氟含量超标从而导致的氟中毒。氟中毒早期可有头痛、头晕、困倦、乏力等症状，长时间的氟中毒则可引起氟斑牙、氟骨症等。因此，生活在高氟区的平原盆地居民，应改善水源，饮用低氟水，减少食品中的含氟量，不吃或少吃含氟量高的食物，还应注意加强营养，多食用富含维生素 A、维生素 C 的蔬菜、水果等，并适当地补充钙质。

（2）血吸虫病　血吸虫病是由裂体吸虫属血吸虫引起的一种慢性寄生虫病，主要分两种类型：一种是肠血吸虫病，主要由曼氏血吸虫和日本血吸虫引起；另一种是尿路血吸虫病，由埃及血吸虫引起。我国主要流行的是日本血吸虫病，主要分布在长江中下游平原，以及川西平原等雨量充足、水网稠密、水流缓慢、气候温和、地势低洼、易滋生钉螺的地区。急性期可引起发热、胃肠道症状、肝脾大和肺部感染，晚期则表现为极度消瘦，出现腹水、巨脾、腹壁静脉怒张等晚期严重症状。此病的病程漫长，一般可持续 10～20 年，症状轻重可有很大差异。

居住在疫区的居民应注意不要在江河湖塘中洗澡、游泳、洗衣或洗菜等。与疫水接触者，应采取各种防护措施，如在皮肤上涂抹邻苯二甲酸丁酯乳剂等，避免尾蚴。用消毒杀虫剂如氯硝柳胺液浸渍衣裤，并在疫区改用井水，或加漂白粉，不饮生水，以避免感染血吸虫。

3. 有利因素及应用

（1）有利因素　平原盆地康养，是指在平原或盆地规模较大和景观较好、农业发达的地区进行的康复疗养活动，其康养特色活动主要以天然农产品、保健食品和生态体验为主。

（2）应用　平原盆地有较为丰富的矿泉水资源。在这类地区，可以饮用富含镁的天然矿泉水，具有降低动脉血压、调节脂质代谢和改善血液循环的作用，还能饮用重碳酸盐矿泉水，可以增进食欲，改善胃肠道消化功能，促进胆汁分泌和胆结石排出，通便利尿，对糖尿病患者具有良好的降低血糖作用。此外，平原盆地气候宜人，既不炎热也不湿冷，对神经、心血管及消化系统等疾病都有良好的康复效果。

（三）海滨

1. 环境特点

海滨是海岸带的一部分，是指从低潮线到最大波浪到达的上界之间的地带，包括前滨、后滨和外滨。有时把濒临海洋的陆地部分，也泛称为海滨。我国有绵长的海岸线，众多的海湾和星罗棋布的岛屿，为人们提供了一个不同于内陆高山和平原地区的生活环境。

由于海洋固有的特性，海滨地区具有独特的海滨气候：温和，昼夜温差小，冬暖夏凉。同时，海滨海岛面临海洋，环境开阔，日照充足，雨量充沛，并且海滨地区的空气十分清新，形成了典型的海陆风环流。

2. 疾病防治

（1）痛风　痛风是因人体血尿酸水平过高导致尿酸结晶沉积在关节内而引发的一种疾病，沉积的结晶导致关节内和关节周围出现炎症性疼痛发作。这一疾病与嘌呤代谢紊乱及尿酸排泄减少导致的高尿酸血症直接相关，主要的临床特征为血尿酸升高、复发性关节炎、痛风石，可并发肾脏病变，严重者可出现关节破坏和肾功能损害。目前我国的痛风患病率为 1% ～ 3%，海滨地区是痛风的高发地，随着人类生活条件的改善，这一数据呈逐年上升趋势。滨海居民喜爱食用海鲜，过多地摄入嘌呤，从而导致痛风。因此，生活在滨海区域的居民，应注重营养均衡，适量食用海鲜，不吃或少吃嘌呤高的食物，还应当注意加强体育锻炼，并适当地补充维生素。

（2）高碘与地方性甲状腺肿　在人们的认识中，缺碘易引起地方性甲状腺肿，但近年来对于高碘引起的地方性甲状腺肿的报道逐渐增多。海滨地区的水质及地壳中的含碘量很高，甲状腺肿与长期饮用高碘水、食用高碘食物有密切关系。为了预防高碘地方性甲状腺肿，生活在海滨高碘地区的居民应限制或减少碘的摄入量。

3. 海滨康养的有利因素及应用

由于海滨海岛特殊的地理环境，海洋性气候比大陆气候的冷暖变化大为缓和，有利于养生保健。研究发现，海滨气候所具备的综合作用，可有效防治支气管炎、哮喘等呼吸系统疾病，以及高血压、脑卒中等心脑血管疾病。海滨海岛空气洁净、负离子含量高、尘埃及有害化学气体极少、阳光充足，是选择进行"空气浴""日光浴"良好的地方。沿海海滩是进行海水浴的良好场所，在海滨平坦的沙滩上，还可开展"沙疗"以防病治病。

三、居住环境与康养

"天人相应"理论是中医养生学的指导思想和养生的最高境界，该理论认为，自然界的各种变化，如四时气候及居住环境，会对人体造成不同程度的影响，从而出现相应的生理或病理反应。居住环境包括内部居住环境（住宅面积、质量标准等）、外部居住环境（各种公共设施、绿化）和心理环境。内部、外部居住环境属于物理环境，因物理环境产生的心理感知，则属于心理环境。本节主要介绍外部居住环境在康养中的应用。

（一）概述

人与大自然是一个有机的整体，随着四时的更替，人体也会随之产生适应性的变化。正如《素问·四气调神大论》曰："故阴阳四时者，万物之终始也，死生之本也。逆之则灾害生，从之则苛疾不起，是谓得道。"在中医学"天人相应"自然观的指导下，环境在中医康复保健中发挥重要作用。我国传统的家族式群居生活模式，也就让居所不仅具有自然属性，也具备了一定的社会属性，适宜的生活环境有利于人与人之间的交流，更多的情感沟通机会有利于情绪的疏泄，对疾病的康复也大有裨益。故《吕氏春秋·开春论》指出："饮食居处适，则九窍百节千脉皆通利矣。"孟子亦有"居移气，养移体，大哉居乎"的论述。由此可见，一个合适的居住环境对于人体的健康是非常有益的。

由于工业化和都市化速度的加快，导致环境污染加重，如空气污染、水源污染、土壤污染及噪声危害等。与此同时，现代社会竞争激烈，人们承受各种压力，以及生活方式改变，导致发生很多"生活方式疾病"，如脂肪肝、高脂血症、高血压、冠心病、消化性溃疡、支气管哮喘和癌症等，都与社会环境和生活方式密切相关。

（二）养老及康复人群居住环境设计与应用

健康住宅，是指健康的居住思想。根据 WHO 的定义：健康住宅是指能够使居住者在身体上、精神上、社会上完全处于良好状态的住宅。《健康住宅建设技术要点》提出健康住宅的基本评估标准有以下几个方面：①人居环境的健康性：在住宅建筑层面，通过住宅套型的布局优化、邻里之间无对视、设置通风系统等，来优化环境的健康、安全和舒适因素。②自然环境的亲和性：在住区环境层面，提倡自然的设计思想，创造绿色、健康的空间环境。③住区的环境保护：在环境系统层面，通过合理的中水处理、垃圾处理等方式，创造和谐可持续的居住环境。④健康环境的保障：在居住者自身层面，丰富的医疗体系、家政系统、运动健身设施、老人活动场所等硬件设施的建设，保障全年龄层段居住者的健康生活需求。

健康住宅的设计理念和方法，是以所有的住宅环境为基础并提倡健康、可持续、人性化等思想，能更好地改善生活空间的质量，对于康复的需求起到积极的促进作用。

此外，《老年人照料设施建筑设计标准》（2018 年版）对养老设施一词，做出了较为明确的解释和定义：养老设施建筑是在日常起居、全日照料、医疗保健与文化娱乐等方面给老年人提供专项或者综合性服务的这类建筑的统称。这些建筑包括老年人养老所需的养老院、老年养护院和日间照料中心等。建筑的服务模式呈现多样化，不再只是提供养老养护，也提供养生康复服务。建筑形式的多元性顺应了时代发展，多种功能复合是康养建筑区别于传统养老建筑的关键。

第一，建筑选址应选择生态良好、自然环境优美的地区。古人认为："宅，择也，择吉处而营之也。"因此，住宅位置的选择也是环境养生的首要之事。人们选择住宅位置一般会尽量选择背阴向阳、避风、背山近水、幽静、林秀之地。孙思邈也认为"地势好"方可"居者安"。良好的地理位置是环境养生的前提，选择何处安居与人体健康、寿夭密切相关。《素问·五常致大论》同样记载："一州之气，生化寿夭不同，其故何也？岐伯曰：高下之理，地势使然也……高者其气寿，下者其气夭。"其表明定居于气候寒冷、空气清新的高海拔地区的居民，相较于那些定居于气候炎热、空气污秽的低洼地带的居民长寿。良好的自然环境、优美的自然景观，可以提供良好的生活环境，增加人与自然的接触，增加户外活动的机会，使其身心愉悦。清新的空气、良好的水质和优美的景观环境，共同营造着健康舒适良好的养老环境，共同促进身体的康复。

第二，在建筑功能配置方面应注重多种功能的复合化设计，不仅要满足康复人群的生理需求，提供基本的住宿和餐饮空间，还应配备医疗空间，增加社区无障碍设施如带扶手的坡道，并且在康养人群通行的地方不设置障碍物。建筑空间设计不宜复杂，不宜有太多的墙面转角和空间死角。可在建筑内设计能容纳一个担架尺寸的电梯，以便腿脚不方便，或者需要进行紧急救助的老年人通行。康养人群精神层面的建设也不容忽视，虽然人们主要集中在居住空间，但内心比较孤独，仍渴望与社会频繁接触交流，获取社会信息，了解周围变化。通过增加交往空间的设计，可营造一种轻松自然的交流洽谈环境，如在康养建筑内配置活动娱乐空间建设。在进行建筑设计时，应考虑弥补由于患病或老年感知功能的退化所导致的缺陷。此外，要注重采光和照明等，营造一个使患者心情愉悦的环境。简而言之，综合各方面情况从实际出发，选择与改造居住环境。

（三）室内环境与康养

1. 室内环境概念与特点

（1）室内环境概念　室内环境是指包括居室、写字楼、办公室、文化娱乐场所、医院病房、学校活动室、饭店旅馆宾馆等场所。室内环境作为与人们工作、生活及活动密切相关的重要场所，人们有计划地组织设计、装修、布置与美化，赋予室内环境更多的个性与文化内涵。

（2）室内环境特点　中华民族经过历史的发展与变化，由于不同的地区特点、民族风格和风俗习惯等因素的影响，以及历史、经济、文化和生活的差异，在建筑风格和样式上存在很大的差别，室内环境也逐渐形成了不同的特色和设计风格。福建客家土楼、重庆吊脚楼、山西民宅大院及北京四合院等传统建筑和民居，具有各自的民族特色和地域文化。现代室内环境在继承传统的基础上，也融入了多样的美化元素和风格。室内环境如居住环境、工作环境或休闲环境，都应方便生活与工作。传统室内环境设计十分重视基础设施的设计，装饰的形式种类繁多、纹饰华美、色彩丰富，注重光与色彩的搭配与应用，在视觉上显得整个格调很和谐。由于人们求新求异的审美心理变化，现代的室内设计把满足人们在室内进行生产、生活、工作、休息的要求置于首位，所以在室内设计时要充分考虑使用功能的要求，使室内环境合理化、舒适化、科学化；要考虑人们的活动规律，处理好空间关系、空间尺寸、空间比例，合理配置陈设家具；妥善解决室内通风、采光与照明，注意室内色调的总体效果。

2. 室内环境对人体的影响

当代社会的人们大部分时间都在室内，室内环境质量对人们的工作效率和生活品质有着重要的影响。室内环境包括光环境、声音环境、温湿度、空气品质等。室内光环境是由人工光、自然光及窗景共同组成的。室内光环境中特定光谱的剂量，以及暴露在光环境中的时间和时长都可影响人的心理健康。室内噪声对心理健康有着直接的负面影响，这些影响在不同种类的室内环境中都得到证实（住宅、实验室、工业厂房等）。增加噪声声压级，可以提升血压及荷尔蒙分泌，从而增加压力程度；噪声对人的认知能力也有影响，同时对短期记忆能力、注意力也有影响。不好的室内空气品质，对心理健康亦有着明显的影响。例如，PM_{10}、$PM_{2.5}$ 及二氧化硫浓度的升高，与心理失调相关疾病就诊率的上升呈正相关。

3. 室内环境的康养应用

（1）利用有益因素进行养生保健　绿色植物能使人赏心悦目、陶冶情操、净化心灵，植物室内装饰的观赏功满足了人们的心理需求。而且绿色植物能够有效净化室内空气，保持空气清新自然，如仙人掌类多浆植物，白天为避免水分丧失，关闭气孔，光合作用产生的氧气在夜间气孔打开后才能放出。柠檬、茉莉等散发出来的香味，能改变人们因单调乏味的工作而导致的无精打采的状态。

音乐既是一种艺术，也是一种非常有效的心理治疗手段。我国古代名医朱震亨曾经说："乐者，亦为药也。"清代吴尚先认为七情之病，看花解闷、听曲消愁，有胜于服药者矣。宋代欧阳修以弹琴、听琴治愈自己的抑郁症，又以弹琴治疗手指运动障碍。因此，音乐能影响内在感情，帮助宣泄内在的情绪。

香熏可以养颜怡性、祛病强身，如利用艾叶熏烟，具有很强的驱虫和灭菌作用，尤其在感冒流行的秋冬两季，每周用艾叶熏家 1～2 次，能有效预防各种呼吸道传染病的发生。

（2）针对不良因素进行预防保健

1）癌症：室内污染物如甲醛、苯、三氯乙烯等，是目前公认的致癌物质，新装修的房子不要急于入住。

吸烟是引发肺癌的主要原因，居室内吸烟还会影响被动吸烟者，大大增加患癌的风险。因此，减少家庭内吸烟次数，就能显著降低家庭成员患癌的风险。

2）呼吸道疾病：居室内空气污染是引起呼吸道疾病发病率增高的原因之一。慢性阻塞性肺疾病是典型的一种，是以持续性气道阻塞为特征的慢性呼吸道疾病，吸烟和空气污染是引起该病的主要危险因素。因此，室内常需开窗通风，使有害物质散逸减少。

3）噪声：可引起耳鸣、耳痛和听力损伤。研究证明，长期的噪声可使体内肾上腺素分泌增加，从而使血压增高。在长时间高噪声工作环境下工作的人们，可出现头晕、头痛、失眠、多梦、全身乏力、记忆力减退，以及恐惧、易怒、多梦、神经系统功能紊乱等。此外，当噪声强度达到 90db 时，人的视觉细胞敏感性下降，识别弱光反应时间延长；噪声达到 115db 时，多数人的眼球对光亮度的适应都有不同程度的减弱。因此，针对室内噪音的大小，可选用厚窗帘、安装双层玻璃以隔音，从而减少噪音对人体健康的影响。

第五章　精神康养

康养，顾名思义，是健康与养生的集合，康是目的，养是手段。精神康养是指在中医康复养生基本原则的指导下，通过调神养生、调摄情绪等，保护和增强人的精神心理健康。通过节制、疏泄、移情、开导、暗示等，及时排解不良情绪，恢复心理平衡，达到情志和调、心安神怡的养生方法。

精神，是指人类特有的内心世界现象，包括思维、意志、情感及其他各种心理活动，中医学将其归属于"神"的范畴。五脏皆藏神，而"神发于心"，故心、神常互代表述。人体的形与神互为依存、协调统一。形是神的物质基础，神是形的生命表现。但中医学更强调神的主导地位，如"神明则形安"，认为神为形之主，神可驭形。神不仅主导着人体的精神活动，也主宰着物质能量代谢，以及调节适应、卫外抗邪等脏腑组织的功能活动。人体只有在神的统帅下，才能保持内外环境的相对平衡，生命活动才能表现出整体特性、整体功能和整体规律。《灵枢·天年》有"失神者死，得神者生"的说法，神的重要性可见一斑。因此，中医康养既重视养形，更强调养神。正如《素问·上古天真论》所言："恬淡虚无，真气从之。精神内守，病安从来。"

精神康养是中医康养的核心内容，贯穿中医康养的始终。养神得当，则人体七情调和，脏腑协调，气顺血充，阴平阳秘，"形与神俱"，福寿绵长。但是，人的精神世界最为隐秘与复杂，精神养生需潜心领悟，持之以恒，道德日全，方可达到"不祈善而有福，不求寿而自延"的理想境界。

一、中医情志与康养

中医学认为，情是指与人的生理需求和社会需求相联系的情绪体验，志是指情的外在表现。情志就是人的情感、志趣，是中医学对情绪的特有称谓。根据属性的不同，情志有两种分类方法，即五志和七情。五志，包括喜、怒、思、忧、恐，是生理功能的情绪活动，即肝在志为怒，心在志为喜，脾在志为思，肺在志为忧，肾在志为恐，统称"五志"。五志以五脏气血为基础，在五脏气化过程中产生，属于人体的正常生理活动表现，只有脏腑功能健旺，人体才能对内外环境的各种刺激做出适当的反应。七情，包括喜、怒、忧、思、悲、恐、惊，是病理性的情绪变化，由宋代医家陈无择在《三因极一病症方论》中提出，认为是人体接受内、外界刺激后所表现出的七种不同的情感状态，七情内伤是疾病产生的内在因素。

七情的概念是在五志的基础上产生的，是由五志演化而来的异常情志状态。怒伤肝：肝主藏血，能疏泄情志活动，如愤怒太过，易使肝气逆乱，肝气上逆、窜于两胁，可见胁肋胀痛；肝气犯肺可致咳喘；肝气郁于颈项或咽喉，与痰搏结可形成瘿瘤或梅核气；肝气犯胃可致腹胀不食、呕血腹泻等；精神活动异常，开始多见于情绪激动，注意力不能集中，继则余怒不消，气不宣泄，出现情绪抑郁、闷闷不乐，久则气郁化火，出现口苦、口干等症状。喜伤心：喜悦心情对心神功能是有利的，只有在喜乐至极或突然大喜过望才可能发病，此时临床表现是兴奋不已、心悸失眠、面红身热、不思饮食，严重者可致心神涣散、精神错乱。思（忧）伤脾：脾主运化水谷，思虑过度则气机不畅，运化失常，临床先出现食少纳呆、脘闷腹胀、大便不调等，久之气血生化之源不足而出现神疲乏力、四肢不用、健忘、失眠、形体消瘦等。后世医家进一步证实了忧思与部分疾病（如乳腺癌）的发生密切相关。悲伤肺：肺主治节，主周身之气，过度的悲伤可使人意志消沉，肺气耗散，临床可见精神淡漠、气短自汗、低热清瘦等。中医学认为，失音等均与悲伤肺气、治节不行有关。恐（惊）伤肾：肾主藏精，主生殖，司二便。大惊卒恐则伤肾，使肾气不固，表现为生殖功能障碍，如阳痿、遗精、早泄、腰膝酸软等，过于惊恐还可使肾的气化功能异常引起二便失禁。

由此，情志不调，康养不复。情志因素超过了人体的调节范围，就会造成气机逆乱、血失调，成为疾病。

二、调神养生法

调神养生法，即调养精神，调节情志，使情绪稳定，心情舒畅，从而使身心健康的养生法。"神"有广义、狭义之分。广义的"神"是人体生命活动及其外在征象的概括；狭义的"神"指以情志、意识、思维活动为特点的心理活动现象。调养生法重点指后者。由于人的精神活动是在"心神"的主导作用下，脏腑功能活动与外界环境相适应的综合反应，所以调神养生包括清静养神、节欲保神等方面。

（一）清静养神

清静养神，是指通过道德品质的修养，宁心静神，安定思想，使自身的精神情绪较少受外界影响，长久保持开朗、乐观的状态。明代王文禄在《医先》中提出："养德，养生，无二术也。"显然，养德就是养生，养生就要养德。诸子百家均将修德养性列为摄生首务。德行高尚，有利于神安志宁，气顺血调，"神安则延寿"，故有"崇高品德的人多能寿至天年"之说。从中医学来看，道德修养与脏腑阴阳协调具有内在联系，即《太素·脉论》所说："修身为德，则阴阳气和。""阴阳气和"，即指阴阳和谐。可见，德行高尚的人之所以能健康长寿，秘诀在于"德全"能使人身心安详舒泰，如此则体健寿长。因此，养生调神应以修德为首务，清静养神的过程是人常自省，以及人与社会和谐互动过程中精神、情绪达到平适、安适的过程。

1. 仁爱之心

孔子在《论语·雍也》中曰："仁者寿。"他指出具有仁爱之心的人会长寿。仁德为人之本，是养生者应当努力培养和提高的重要精神品质。重视道德修养、长存仁爱之心的人，能始终与他人保持和谐的人际关系，自然心神无忧，精神愉悦而有益于健康长寿。"仁爱之心"可以通过一定方式的培养而得到提高。

（1）恻隐之心　见他人甚至他物罹受不幸，而深自怜悯，进而产生保护、救助的想法，此为"恻隐之心"。

（2）换位思考　养生的"换位思考"，强调"常"，要时时、事事进行"换位"。见到不幸之人、不幸之事，换位思考以激发仁爱之心和救助之情；感到他人的爱心或见到他人的善行，以之为榜样，换位思考以提醒自己、学习他人；见到他人不道德的行为，当劝诫之，并换位思考以警醒自己。

（3）感染他人，营造爱心　"感染他人，营造爱心"，这种行为需要"感染""感化"，不能强迫他人，或影响他人的生活，更不能触犯法律法规及其他道德准则。

（4）树立理想，坚定信念　现代社会中，有很多因素会影响仁爱之心的维持和培养，对此，除了依靠自身意志外，还要树立一个愿意为之奋斗始终合理的理想和信念，从而坚定仁爱之心、坚持仁爱之行。从养生角度而言，这种信念可以"长寿""健康"。

2. 胸怀坦荡

精神养生，需保持胸怀坦荡，不做损人利己之事，不贪不义之财。胸怀坦荡，自然心安理得，心神安宁，没有忧愁，生活在舒心如意的气氛中，其乐融融。

3. 乐善好施

豁达之人必是开朗之人，也是胸怀博大之人，这样的人鲜有烦恼、忧愁、厌恶等不良情绪，喜悦之情常现，不会因计较个人得失而整天愁容满面。如果一个人的情志能保持愉快畅达，则气血调和、身心健康，也就能活得轻松、潇洒，倍觉年轻；反之，如果心胸狭窄，意气用事，则徒增懊恼，更伤自身，当为养生之戒。

4. 省身修德

省身修德，即通过自我反省，提升素质修养，健全人格特征。常言道："非圣贤孰能无过，过而能改，善莫大焉。"人从失败中总结经验教训，方能得到成长；反之，容易骄傲自满，毫无长进。

（1）常省身　省身，指在日常生活中，常对自身思想及行为进行反省与自律，从而提高自身的道德修养，使自己的行为更符合道德标准，更利于养生。养生者可在每天固定时间，如睡觉之前，回想自己在当天是否尽心尽力做事、有无为善等。

（2）要寡欲　寡欲，指尽量减少过分的欲望和过度的索求。调神摄生，贵在对"外物"要寡欲，寡欲就能恬淡，恬淡则心清气顺，精神内守，五脏六腑气机协调，精气日渐充实，形体随之健壮，自可祛病延年。从古代养生家的实践来看，"寡欲"应当做到薄名利、廉货财、损滋味、除佞妄、去妒忌，即看淡名利，不取不义之财，远离奸邪谄媚、阴谋算计，去除嫉妒心理等。遇到诱惑时，可以通过凝神敛思、闭目制眼、移情易性等方法，帮助自己保持心安神静，脱离干扰。

5. 恬淡虚无

恬淡虚无，指摒除杂念，畅遂情志，神静淡泊，以使心神保持"清静"之态。人静则神气内藏，含蓄不露；躁动无度则神气消亡，损身殒命。只有不为物欲所迷惑，不为声色所打扰，才能使气血调和，脏腑安泰，跻身长寿之域。要做到恬淡，须摒弃低俗的爱好和习惯，培养高雅的兴趣爱好，也是养生的实用之法。

（二）节欲保神

节欲保神，指利用精、气、神之间的互济关系，通过节欲固护人体之精气，保持健旺，从而达到养生的目的。《类经·摄生类》指出："善养生者，必宝其精……神气坚强，老而益壮，皆本乎精也。"只有精气充盈，才能神气健旺，也才有延年益寿的可能。所以欲使神旺，必先节欲。

1. 节欲保精

肾主藏精，肾精充足，才能气充神旺。保养肾精的方法，历代养生家提倡节欲，认为节欲是保养肾精乃至五脏之精的大法。

（1）宁心安神　中医学认为，心藏神，为君主之官，内寓君火，具有接受和处理外在事物的能力。肾藏精，为作强之官，内寓水中之火，也谓相火，常寄于肝、胆、三焦。一旦心神被外物所扰，则易动心火、起欲念，扰动相火，致使精气暗耗。在内外因素的刺激下，心中欲望过度可使相火妄动，暗耗阴精，如果相火动极，则更伤阴精。因此，节欲首先要使心神宁静。心为一身之主宰，心静则一身俱静。抑目静耳，非礼勿视，非礼勿听，都是宁静心神的重要方法。

（2）适度情欲　从养生角度来看，只有合理地满足人的生理欲望和需求，才能有健康平和的心理，才能保持形健神旺。如果过度抑制这种正常欲望，反而会带来危害，特别是对于青壮年情欲旺盛者。然而，欲应有度，如若"以欲竭其精，以耗散其真"，则"半百而衰也"。

（3）晚婚保精　人在处于晚婚的年龄时，形体和心智均已至极盛，生殖系统也发育完善，此时婚育，更有益于精气保存，利于生育出健康的后代。可见，古代养生家主张晚婚的观点与现代医家是一致的。早婚早育，"男子破阳太早，则伤其精气；女子破阴太早，则伤其血脉"。

1）婚后节欲：过欲则势必暗耗五脏之精，尤以耗伤肾精为最，精伤则神散，生诸病。婚后节欲，方能身心健康，神全精足。否则，易折人寿命。

2）老年寡欲：中医学认为，神气坚强，老而益壮，皆本于肾精，只有保精全神，才可健康长寿。

2. 饮食养精

精作为维系生命活动、精神活动的基本物质，来源于先天，禀受于父母，内藏于肾及五脏。精在生命活动中不断地消耗，必须依赖后天水谷精微不断地滋养和补充才能为生命、精神活动提供源源不断的动力。神虽随着人体的形成而产生，但还必须依赖后天之精才能进行正常活动。若饮食供应不足，精气就会逐渐耗散、削弱而神衰，饮食绝则精气尽，精气尽则神亡。饮食养精应在注意合理搭配饮食的基础上，着重进食"五谷"，亦如卢和在《食物本草》中所言："五谷乃天生养人之物。"就古今养生活动中常用的饮食物和食疗配方的作用而言，多以直接滋养精气为主，宜常服食大米、小麦、瘦肉、鸡蛋、莲子、桂圆、核桃等。根据食物的作用特性，适当选择调配，便可在补益精气的基础上达到体健神旺。但需注意的是，进食"五谷"须"食饮有节"。

3. 药物补精

药物补精宜分清虚实，辨证论治。

（1）直接补精　虚证者，常根据气血阴阳虚损的程度分别予以调补，如气虚者以人参、黄芪、四君子汤等补气化精；血虚者以熟地黄、当归、四物汤等养血益精；阴虚者以沙参、麦冬、六味地黄丸等滋阴填精；阳虚者以鹿茸、肉蓉、肾气丸等温阳生精。另外，依据五行相生理论，可采用"虚则补其母"的方法，如肺气虚者补其脾，即培土生金法；依据"肾为先天之本""脾为后于之本"理论，还可采用补肾或补脾的方法，补肾以孕育阴阳，补脾以化生气血，此即"虚则补之""损者益之"之意。因药物之偏性远大于饮食，故对于精气未伤者，不得滥用补虚方药，以免引起阴阳气血的平衡失调，对人体产生损害。

（2）间接补精　实证者，常根据病邪的不同性质分别予以施治，如以麻黄、附子、麻黄汤、四逆汤等祛寒邪，以石膏、黄连、白虎汤、黄连解毒汤等祛热邪，以半夏、苍术、二陈汤、平胃散等祛痰湿，以川芎、丹参、血府逐瘀汤、下瘀血汤等祛瘀血，此即"实则泻之""盛则抑之"之意。邪留则精伤，邪去则精藏，正气自复，自然能达到养生的目的。

精气与神机在生理上密切相关，两者在病理上往往相互影响。所以，在运用方药补精以养神的时候，宜选用精、神同治的中药或方剂，如柏子仁、五味子等，或金锁固精丸、天王补心丹等，也可在方剂中适当配伍具有安神作用的药物，如龙骨、酸枣仁、石菖蒲、远志等，以加强神的统驭作用。

三、调摄情志法

人在认识周围事物或与他人接触过程中，对任何人、事、物总是表现出一定的情感。例如，喜爱和厌恶，高兴和悲伤，愉快和忧愁，振奋和恐惧。俗话说："人逢喜事精神爽，雨后青山分外明。"人在高兴的时候，不论做什么事，都会感到称心如意、精神百倍；而在悲哀之时，会感到一切无望、心灰意冷，认为周围事物都死气沉沉，甚至伤心落泪或绝望。在正常情况下，情志活动适度，调和而有节制，有利于人体各脏腑组织功能的正常进行。然而人的情志是不断变化的，自然、社会和人体生理病理发生变化时，都可能激发人们的情志变化，致使人的情绪起伏不定，则可导致阴阳失调，气血不和，经络阻塞，脏腑功能紊乱而发病。因此，当产生过激情绪时，应及时控制与调节，避免不良情绪对人体的进一步损害，以下方法可酌情选择运用。

（一）移情疏泄法

1. 移情法

移情法，又称转移法，即通过一定的方法和措施改变人的情绪和意志，或改变其周围环境，使之与不良刺激因素脱离，从而从不良情绪中解脱出来。移情的方法有很多，应用时可根据不同人的心理、环境和具体条件，采取不同的措施并加以灵活运用。比如，培养兴趣爱好，在烦闷不安、情绪不佳时欣赏音乐和戏剧等，可使精神振奋，紧张和苦闷的情绪也会随之而消失。再比如运动，不仅可以增强生命的活力，而且能有效地把不良情绪发散出去。研究表明，人在运动时，大脑会释放一些能引起精神愉快的化学物质——内啡肽。内啡肽分泌得越多，人的愉快感、放松感就越强。因此，如果遇有情绪紧张、郁闷时，不妨转移环境，转移注意力，去参加体育活动或参加适当的体力劳动，以消除精神的紧张，既强健体魄，又愉悦心神。尤其是在传统体育运动中，因其主张动静结合、松静自然，因而能使形神舒畅、心神安合，达到阴阳协调平衡，锻炼之中自有一种浩然之气充满天地之感，一切不良情绪也会随之消失。

2. 疏泄法

将积聚、压抑在心中的不良情绪，通过适当的方法宣达、发泄出去，以尽快恢复心理平衡，即为疏泄。人的一生中处于逆境的时候远多于顺境的时候，当面临较大的情感压力时，及时适当地发泄情绪，可以缓解紧张，维护人体内环境的稳定。否则，压力郁积不出，便会影响脏腑功能，日久必然使气血失和而为病患。疏泄法符合中医学"郁者发之""结者散之"的防治思想。事实证明，疏泄法可使人从苦恼、郁结甚至愤怒等消极情绪中解脱出来。疏泄常以疏泄者的倾诉或谈话来进行，也可以通过运动、旅游、心理剧等方法来实现。通过倾诉或谈话的方式来进行疏泄，就是让疏泄者将心中积郁的苦闷或思想矛盾倾诉出来，以减轻或消除其心理压力，避免引起精神崩溃，并能使其较好地适应社会环境。医师在进行倾诉或谈话疏泄时，要采取同情、关怀与十分耐心的态度，同时为疏泄者保守秘密，让疏泄者畅所欲言而无所顾虑。在疏泄达到一定效果后，医师再给予温和的正确指导，切忌采用讲"大道理"或者过严批评的方式。

（二）开导暗示法

1. 开导法

通过交谈，用浅显易懂的道理，经过劝说引导的方法，使患者主动解除消极情绪的一种调畅情志方法称为开导法。《灵枢·师传》更细述开导之法："人之情，莫不恶死而乐生，告之以其败，语之以其善，导之以其所便，开之以其所苦，虽有无道之人，恶有不听者乎。"其明确了言语开导的基本原则、方法和步骤。"告之以其败"，即指出不良情绪状态和行为对人体健康的危害，以引起患者对不良情绪行为与疾病发生关系的重视。"语之以其善"，即指出只要措施得当，调节及时，摆脱不良的情绪和行为，健康是可以恢复的，使患者在正确认识情绪与疾病关系的基础上，树立战胜疾病的信心。"导之以其所便"，即讲明调养的具体措施，为其提供便利，使患者的行为能有所参照。"开之以其所苦"，即让患者充分表达与释放内心的苦闷与压抑，帮助患者解除紧张、恐惧等消极的心理状态。可见，开导法就是正确地运用"语言"这一工具对患者进行启发和诱导，解除其思想顾虑，使其形成对待事物的正确心态，从而避免不利的情志和错误的行为及其所带来的严重后果。开导最常用的方法有解释、鼓励、安慰、保证。解释是开导的基本方法，是使患者明白事理，以理制情，这样可使患者保持正确的心态；鼓励、安慰和保证是帮助患者消除疑虑、建立信任和树立信心的具体方法。一个人在生活中受到挫折或遭遇不幸时，若独自承担痛苦，郁郁寡欢，扰神则伤身，因此可找自己的知心朋友、亲人倾诉苦衷，以便从亲人、朋友的开导、劝告、同情和安慰中得到力量和支持，更快地恢复往日状态。

2. 暗示法

暗示是指用含蓄、间接的方法，对别人的心理和行为产生影响，诱导对象不经逻辑的思维和判断直接接受被灌输的观念，主动树立某些信念，或改变其情绪行为，达到缓解不良情绪的目的。暗示法一般多采用语言暗示，也可采用手势、表情，或采用暗示性药物及其他暗号来进行。暗示不仅能影响人的心理行为，而且能影响人的生理功能。比如《三国演义》中"望梅止渴"的故事，即是暗示法的实例。但暗示时要特别注意：人的受暗示性各不相同，这与人的个性心理特征及高级神经活动特点密切相关，亦与年龄有关，而人的智力水平及文化程度在能否接受暗示方面并无决定性作用。

（三）节制调气法

1. 节制法

节制法，即调和、克制、约束情感，防止七情过激，从而达到心理平衡的方法。七情太过，不仅可直接伤及脏腑，引起气机升降失调，气血逆乱，还可损伤人体正气，使人体的自我调节能力减退。所以情志既不可抑，也不可纵，贵在有节适度。重视精神修炼，首先要节制自己的情感，除思虑、戒嗔怒，才能维持心理的协调平衡。西医学认为，人体内环境的稳定状态受神经系统和内分泌系统调节，而情志则可直接作用于神经系统影响内环境。《老老恒言》曰："人借气以充其身，故平日在乎善养。所忌最是怒，怒心一发，则气逆而不顺，窒而不舒，伤我气，即足以伤我身。"可见，怒对人体健康的危害最大，而且暴怒喧扰不宁，精神失常可致疯狂。因此，节制调节过激情绪首当节制"怒"。戒怒最重要的是以"理"制怒，一旦发怒或将发怒，应先想到怒足以伤身，通过理智分析思考，衡量轻重，从而控制怒气的发作；或以"耐"养性，隐忍片刻，使怒气消于缓冲中；或转移注意力，使怒自然消失。此外，郁郁寡欢，易致气滞神伤，应尽量避免忧郁、悲伤等消极情绪，使心理处于怡然自得的乐观状态。

2. 调气法

调气法，是指通过适当的方法调养人体之气，畅行脏腑气机，以增强五脏气化功能，进而调和五脏之神的方法。人体的气机运行是否处于常态，无不与人之生理功能、精神活动密切相关。积精可以全神，调气更能安神。孙思邈在《备急千金要方》中曾列"调气法"专篇，论述如何通过调气来调养精神，和畅情志。调气即调整呼吸，吐故纳新，呼出身中浊气，吸入天地之精气，以使气聚精盈神旺。通过调整呼吸调动人体之内气，使之逐步聚集，储存于身体某一部位，并循经络运行，可疏通经络气血。经络气血和调，则神自化生。调息行气在传统养生运动中体现得最为充分。传统养生运动强调形、意（心）、气三者结合，即运动肢体以炼形，调整呼吸以炼气，精思存想以炼神，由此达到调身、调息、调心之目的，而调息实乃调身、调心之基础。通过调息，人体经络畅通，气机升降有序，神行气行，形神合一，达到调气安神、神旺体健之目的。

（四）情志相胜法

当人体产生不良情绪时，可根据情志之间存在的五行生克制化规律，用互相制约、互相克制的情志，转移和干扰原来对人体有害的情志，从而恢复或重建精神平和的状态。

1. 怒胜思伤脾者

本法适用于长期思虑不解、气结成疾、情绪异常低沉者。思为脾志，过度思虑则脾气郁结，运化失常；怒为肝志，怒令肝气升发，郁结之气可得宣散。《续名医类案》记载：一富家妇人，因为思虑过度，两年余不寐。张子和诊察后曰两手脉俱缓，此脾受之，脾主思故也，并暗中与其丈夫约定，用刺激其发怒的方法来治疗疾病。于是每次上门诊治的时候只是饮酒，不开一方，还多收诊金。几次之后，患者果然大怒，汗出，当夜就困倦思睡。在这种刺激下，又过了八九天，慢慢地食欲渐开，脉象转而平和，疾病痊愈。此例说明了思之甚可使人的行为和活动调节发生障碍，致气不行而结聚，阴阳不调，阳亢不与阴交而不寐。当怒而激之，逆上之气冲开了结聚之气，兴奋之阳因汗而泄，致阴阳平调而愈，此即"怒胜思"。

2. 喜胜悲伤肺者

本法适用于因神伤而表现为情绪抑郁低沉者。悲为肺志，过悲则肺气不敷、制节失职；喜为心志，心欲软，喜令气机和缓散达，肺气得以恢复正常的宣降功能。在《医苑典故趣拾》中有这样的一个故事：清代有位巡按大人，郁郁寡欢，成天愁眉苦脸，家人特请名医诊治。名医问完其病由后，按脉许久，竟诊断为月经不调。那位巡按大人听罢，嗤之以鼻，大笑不止，连声说道：我堂堂男子，焉能月经不调，真是荒唐至极。自此，每忆及此事，就大笑一番，乐而不止。这是名医故意以常识性错误引其发笑从而达到了治疗的目的，此即"喜胜悲"。

3. 思胜恐伤肾者

本法适用于因惊恐而致坐卧不宁、多疑易惊者。恐则气下，惊则气乱，神气惮散不能敛藏；思为脾志，思则气结，可以收敛涣散之神气，使患者主动排除某些不良情绪，达到康复之目的。《晋书乐广传》曾记载：乐广有一个好朋友，曾经很长一段时间没有来拜会他。这天，朋友终于来了，乐广就问他长时间不来的原因。朋友说前在坐，蒙赐酒，方欲饮，见杯中有蛇，意甚恶之，既饮而疾。当时厅内墙上挂有角弓，乐广想到杯中的蛇可能是角弓的影子。于是端来一杯酒放在同样的位置，让宾客仔细观察对照蛇影和墙上角弓，宾客顿时明白了原因，病自然就好了。"杯弓蛇影"这一成语说明因恐惧而引起的疾病可以用"深思"的办法来解除恐惧、紧张的心理状态，从而消除疾病，恢复健康，此即"思胜恐"。

4. 悲胜怒伤肝者

本法适用于因情志抑郁而致气机郁结或因怒而致情绪亢奋不宁者，尤其适用于自觉以痛哭为快者。怒为肝志，暴怒则气血逆乱，神迷惑而不治；悲忧为肺志，肺欲收，悲则气消，血气得以消散下行。《儒门事亲》记载：张子和曾治疗一个病情复杂，久经其他医生诊治不能痊愈的妇人。张子和根据四诊推测患者是少阳病症，为了证实诊断结果，于是问患者是不是常常想大哭一场，妇人果然有这一症状。张子和曰：少阳相火，凌烁肺金，金受屈制，无所投告。肺主悲，但欲痛哭而为快也。于是张子和鼓励其尽量痛哭，随后其病得以康复。此病例为木火灼伤肺金，肝肺气郁，故以哭出为快，此即"悲胜怒"。

5. 恐胜喜伤心者

本法适用于神情兴奋、狂躁者。喜为心志，过喜则心气涣散，魂不守舍，严重者表现为精神恍惚，嬉笑不休；恐为肾志，肾欲坚，恐令气怯，骤然令人惊恐，则能收敛涣散之气机。《儒门事亲》曾记载：有一位姓庄的医生，曾经治愈过因欢喜太过而致病的人。庄医生给患者切脉的时候就装作很惊讶的样子，开药的时候对患者说缺几味药，必须回去拿，于是便一去不返。由此引起了患者的怀疑，认为医生不再来是因为自己患了重病，并渐渐由怀疑、不安转而产生恐惧，继之由恐惧产生悲哀。于是病者悲泣，对他的亲朋好友说我活不了多久了。庄医生听说患者已经产生了恐惧心理，知道其疾病很快就能痊愈，便重新上门讲明病情和治疗，好言安慰患者。此即"恐胜喜"。

但是在运用"情志相胜"法调节患者的异常情志时，要注意刺激的强度，即治疗的情志刺激要超过致病的情志刺激，或是采用突然强大的刺激，或是采用持续不断的强化性刺激。总之，后者要超过前者，才能达到以情制（胜）情的目的。同时，医生还要观察对象的性格特征，要对情志的转换有一定的承受能力，并且不能具有极端性格。另外，情志相胜法对人造成的情志转换冲击往往较大。因此，情志相胜法不适宜作为情志养生的首选方法，在实际应用中需加以注意。

第六章 营养食疗与康养

第一节 营养学概论

营养学是研究膳食、营养素及其他食物成分对健康影响的科学。随着社会经济和科学技术的迅速发展，营养学在维护人类健康、防病治病方面的作用愈加凸显，因此营养学越来越受到人们的重视。随着社会经济和科学技术的迅速发展，营养学在维护人类健康、防病治病方面的作用愈加凸显，因此营养学越来越受到人们的重视。

一、中国传统营养学发展简史

中国作为一个文明古国，营养学的发展与其他自然科学一样历史悠久、源远流长。早在西周时期，官方医政制度就将医学分为四大类——食医、疾医、疡医和兽医。其中，食医排在诸医之首。在战国至西汉时代编写的中医经典著作《黄帝内经·素问》中，有"五谷为养，五果为助，五畜为益，五菜为充，气味合而服之，以补精益气"的原则，这是已知最早的膳食指南。唐代医家孙思邈强调顺应自然，特别是要避免"太过"和"不足"的危害。他还提出了"食疗"的概念和药食同源的观点，认为就食物功能而言，"用之充饥则谓之食，以其疗病则谓之药"。元朝忽思慧等撰写的《饮膳正要》针对各种保健食物、补益药膳及烹调方法进行了较为深入的研究。明代李时珍撰写了《本草纲目》，其中有关抗衰老的保健药物及药膳就达 253 种。

在长达几千年探索饮食与健康关系的历史进程中，中医学逐渐形成了关于食物保健的独特理论体系，如"药食同源学说""药膳学说""食物功能的性味学说""食物的升、降、浮、沉学说""食物的补泻学说""食物的归经学说""辨证施食学说"等。

二、国外营养学发展简史

古希腊的名医，世称"医学之父"的希波克拉底就已就认识到膳食营养对健康的重要性，提出了"食物即药"的观点，确信健康只有通过适当的饮食和卫生才能得到保证。在那时，他已经开始用海藻来治疗甲状腺肿和用动物肝脏来治疗夜盲症，这些饮食疗法至今仍被沿用。

随着 1785 年法国"化学革命"的爆发，当时的科研人员鉴定了部分主要化学元素并建立了一系列化学分析方法，开始了现代意义上的营养学研究（标志着现代营养学的开端）。此后营养学的进步不仅得益于化学、物理学突飞猛进的发展，还依赖于生物化学、微生物学、生理学、医学等学科所取得的突破性成果。

1898 年才出现营养这一名词，然而对它的了解却远远早于这一时期，因为有了食物就有了营养的知识。20 世纪初期，阿脱华脱与本尼迪克特发明了单式热量计测定食物中的热量，并用呼吸热量计测定多种劳动动作的热量消耗。1936 年，罗斯发现了在蛋白质中有人体必需的 8 种氨基酸。芬克在 1912 年提出维生素一词。麦克伦、奥斯朋与门德尔在动物实验中发现了维生素 A、核黄素与硫胺素的功能。

三、营养学的基本概念

1. 营养

营养是指人体从外界摄取食物，经过体内的消化、吸收和（或）代谢，或参与构建组织器官，或满足生理功能所需要的物质。

2. 营养素

营养素是人体为了维持生存、生长发育、体力活动和健康，以食物的形式摄入的一些必需物质。人体所需的营养素有蛋白质、脂类、碳水化合物、矿物质、维生素共 5 大类。这些营养素中一部分不能在体内合成，必须从食物中获得，称为必需营养素；另一部分营养素可以在体内由其他食物成分转换生成，不一定需要由食物中直接获取，称为非必需营养素。营养素根据需要或体内含量的多少，可分为宏量营养素和微量营养素。

（1）宏量营养素　人体对宏量营养素的需求量较大，包括碳水化合物、脂类和蛋白质，这三种营养素系经体内氧化后均可释放能量，故又称为产能营养素。

（2）微量营养素　相较于宏量营养素，人体对微量营养素的需求量较少，包括矿物质和维生素。根据在体内的含量不同，矿物质又可分为常量元素和微量元素。常量元素是指在体内含量大于 0.01% 的矿物质元素，微量元素则是指在体内含量小于 0.01% 的矿物质元素。维生素则可根据溶解性，分为脂溶性维生素和水溶性维生素。

3. 膳食营养素参考摄入量（dietary reference intakes，DRIs）

DRIs 是在推荐的每日膳食营养摄入量基础上发展起来的一组每日平均膳食营养素摄入量的参考值，包括 4 项内容，即平均需求量（EAR）、推荐摄入量（RNI）、适宜摄入量（AI）和可耐受最高摄入量（UL）。

（1）平均需求量（estimated average requirement，EAR）　指某一特定性别、年龄及生理状况群体中个体对某营养素需求量的平均值。营养素摄入量达到 EAR 的水平时，可以满足人群中 50% 的个体对该营养素的需要。EAR 是制订 RNI 的基础，也可用于评价或计算群体的膳食摄入量，或判断个体某营养素摄入量不足的可能性。

（2）推荐摄入量（recommended nutrient intake，RNI）　指可以满足某一特定性别、年龄及生理状况群体中绝大多数个体需求量的某种营养素摄入水平。长期摄入 RNI 水平，可以满足人体对该营养素的需要，维持组织中适当的营养素储备。RNI 的主要用途是作为个体每日摄入该营养素的推荐值，是健康个体膳食摄入营养素的目标，但不作为群体膳食计划的依据。

（3）适宜摄入量（adequate intake，AI）　是通过观察或实验获得的健康人群某种营养素的摄入量。AI 和 RNI 都可以作为目标人群中个体营养素摄入量的需求量。但值得注意的是，AI 的准确性远不如 RNI，可能高于 RNI。因此，使用 AI 作为推荐标准时要比使用 RNI 更需注意。

（4）可耐受最高摄入量（upper level of intake，UL）　指平均每日可以摄入该营养素的最高限量。"可耐受"指这一摄入水平在生物学上一般是可以耐受的，但并不表示可能是有益的。对于一般人群来说，摄入量达到可耐受最高摄入量水平几乎对所有个体不产生健康损害，但并不表示达到此摄入水平是对健康有益的。

第二节　营养与健康的关系

一、营养素的功能

营养素主要指碳水化合物、脂类、蛋白质、矿物质、维生素共五类。其功能主要是提供能量、促进生长与组织的修复、调节生理功能。作为能量来源的三大营养素主要是碳水化合物、脂类、蛋白质；促进生长与组织修复、调节生理功能的营养素主要是蛋白质、矿物质和维生素，作用包括维持物质代谢的动态平衡及内环境的稳态。

1. 动态平衡

营养素被人体摄入后，经过消化吸收等一系列生理过程，进入血液和组织而发生代谢变化，代谢产物经呼气、尿粪等途径排出。促进生长的营养素不断合成新的细胞与组织，同时原有的细胞与组织不断分解，保持着动态平衡。

（1）能量平衡　正常情况下，三大营养素摄入后产生的能量与人体的基础代谢和体力活动消耗的能量维持平衡，保持稳定的体重。

（2）氮平衡　摄入的蛋白质与排出的尿、粪、汗液，以及皮肤蛋白质分解所形成的氮化合物保持平衡。氮摄入大于排出为正平衡，即体内蛋白质合成多；反之，为负平衡，体内蛋白质分解多。

（3）水盐平衡　通过体内缓冲系统维持体液稳定的 pH 值。如体内酸性代谢产物增多，由电解质组成的缓冲系统可中和这些产物，维持体液 pH 值不变，否则会产生酸中毒。同样，过度呼气和胃液丢失等引起碱性变化时，缓冲系统也可中和这些变化，维持体液 pH 值不变，否则即产生碱中毒。

2. 内环境的稳态

营养素在体内除了促进生长、保持代谢平衡之外，还有很重要的作用就是调节生理功能，维持体内环境与稳态，包括神经系统调节、酶调节、激素调节。

（1）神经系统调节　体内各器官的生理活动都受神经系统的调节，以适应内外环境的变化，基本形式是神经冲动传导。与神经传导有关的化学介质就是神经递质，如乙酰胆碱、儿茶酚胺等。

（2）酶调节　体内生化代谢需要酶作为催化剂，而绝大多数酶是由蛋白质组成的。维生素是许多辅酶的成分，缺乏时可以引起酶功能的丧失而导致生化代谢异常。

（3）**激素调节**　内分泌腺的特定细胞对刺激发生反应，分泌激素作用于靶器官，对异常的生理生化反应进行调节。有的激素含营养素，如胰岛素含锌；有的营养素具备激素功能，如维生素 D；有的激素的化学结构与营养素相似。因此，营养素缺乏或过多均可影响激素调节而引起代谢异常。

二、营养是维持健康的基础

1. 维持人体组织的构成

营养素是人体的物质基础，任何组织都是由营养素组成的。因此生长发育、组织修复、延缓衰老都与营养状况有关。从胎儿期至成年，营养对组织器官的正常发育都极为重要。

2. 维持生理功能

各种器官的正常功能均有赖于营养素通过神经系统、酶、激素来调节。其中，营养对脑、心血管、肝、肾尤为重要。同时，营养代谢也需要上述系统的调节以保持平衡状态。两者是相互依存的关系。

3. 维持心理健康

现已证明，营养素不仅构建了神经系统的组织形态，而且直接影响各项神经功能的形成。在儿童表现为学习认识能力即智力的发育，在成人表现为应激适应能力及对恶劣环境的耐受能力。

4. 预防疾病发生

营养素缺乏可以是因为摄入不足而导致的原发性缺乏，也可以是由其他原因引起的继发性缺乏。在临床上除了表现为缺乏所致的各种症状外，还可诱发其他并发症。营养素过多会引起急慢性中毒反应，也可引起许多慢性非传染性疾病的发生。肥胖是营养过多的普遍表现。因此，营养素的缺乏或过多都会引发疾病。

三、营养对人群健康的影响

1. 保证儿童的正常生长发育和心理发育

从身高、体重、头围、胸围等体格测量指标，判断儿童的生长发育状况。各种心理测试量表均可估量儿童的智力发育情况。

2. 满足各类特殊人群的营养需求

对于青少年、孕产妇、老年，因生理状况特征的不同，而对营养有不同的需求。为确保其所需营养素充分摄入，就需要强调某些食物的选择，如铁能预防老年人缺铁性贫血，维生素 D 和钙对于保持老年骨质健康有重要作用。

3. 增强特殊环境下人群的抵抗力、耐受性、适应性

人体在恶劣环境下或在特殊劳动条件下，如感染、中毒、缺氧、高温、失重、深潜等条件下，整体营养状况及个别营养素对增强抵抗力、耐受性、适应性都有重要作用。

4. 预防营养素的缺乏与过多及相关的疾病

营养素的缺乏表现不一定有明显的症状，而常常只是从体检中发现。营养素过多，

除高剂量时可引起中毒症状外，还可导致其他营养素的吸收利用与代谢变化，不经过仔细检查很容易遗漏。

5. 辅助各种疾病的治疗

营养状况影响着人体免疫功能，对于患者抗感染、减少并发症、加速康复有重要作用。创伤的患者在愈合过程中，营养状况影响组织的再生与修复，在肿瘤患者放疗、化疗时，应保持其营养状况，使患者能坚持疗程，从而达到治疗目的。

综合以上，营养与健康的关系可以归纳为几点：①营养必须通过食物中所含的营养素及其他活性物质发挥作用，营养不能脱离食物及膳食。②营养素必须通过正常的生理过程发挥作用，营养要考虑各种营养素的吸收利用及代谢过程。③营养的目标是维持健康、预防疾病、加速康复。总体来说，就是达到祛病强身的目的。

第三节　一般人群膳食营养

《中国居民膳食指南》（2022 年版）为公众提供所需的营养保障知识，培养健康的饮食习惯和生活方式，以促进人群整体健康和预防慢性疾病。"民以食为天"，"吃"不仅是维持生命最基本的行为，吃得科学、合理还可以保持营养良好，预防慢性病的发生，让人体的健康状态更加持久。

（一）食物多样、合理搭配

1. 坚持以谷类为主的平衡膳食模式。
2. 每天摄入的膳食应包括谷薯类、蔬菜水果、畜禽鱼蛋奶和豆类食物。
3. 平均每天摄入 12 种以上食物，每周 25 种以上，合理搭配。
4. 每天摄入谷类食物 200 ～ 300g，其中包含全谷物和杂豆类 50 ～ 150g、薯类 50 ～ 100g。

（二）吃动平衡、健康体重

1. 各年龄段人群都应天天进行身体活动，保持健康的体重。
2. 食不过量，保持能量平衡。
3. 坚持日常身体活动，每周至少进行 5 天中等强度的身体活动，累计 150 分钟以上；主动身体活动最好每天 6000 步。
4. 鼓励适当进行高强度有氧运动，加强抗阻运动，每周 2 ～ 3 天。
5. 减少久坐时间。

（三）多吃蔬菜、奶类、全谷、大豆

1. 蔬菜、水果、全谷物和奶制品是平衡膳食的重要组成部分。
2. 餐餐有蔬菜，保证每天蔬菜摄入量不少于 300g。
3. 每天摄入足量的水果，果汁不能代替鲜果。

4. 喝奶制品，摄入量相当于每天 300mL 以上液态奶。

5. 经常吃全谷物、大豆制品，适量吃坚果。

（四）适量吃鱼、禽、蛋、瘦肉

1. 每周最好吃鱼两次或摄入量达 300 ～ 500g，蛋类摄入量达 300 ～ 350g，瘦肉摄入量达 300 ～ 500g。

2. 少吃深加工肉类制品。

3. 优先吃鱼，少吃肥肉、烟熏和腌制肉制品。

（五）少盐少油、控糖限酒

1. 培养清淡的饮食习惯，少吃高盐和油炸食品。成年人每天食盐摄入量不超过 5g，烹调油不超过 25 ～ 30g。

2. 控制添加糖的摄入量，每天不超过 50g，最好控制在 25g 以下。

3. 反式脂肪酸每天摄入量不超过 2g。

4. 不喝或少喝含糖饮料。

5. 儿童青少年、孕妇、乳母及慢性病患者不应饮酒。成年人如饮酒，一天酒精摄入量不超过 15g。

（六）规律进餐、足量饮水

1. 合理安排一日三餐，定时定量，不漏餐，每天吃早餐。

2. 规律进餐，饮食适度，不暴饮暴食、不偏食挑食、不过度节食。

3. 足量饮水，少量多次。在温和气候的条件下，低身体活动水平成年男性每天喝水 1700mL，成年女性每天喝水 1500mL。

4. 推荐喝白水或茶水，少喝或不喝含糖饮料，不用饮料代替白水。

（七）会烹会选，会看标签

1. 认识食物，选择新鲜的、营养素密度高的食物。

2. 学会阅读食品标签，合理选择预包装食品。

3. 学习烹饪，传承传统饮食，享受食物天然美味。

（八）公筷分餐，杜绝浪费

1. 讲究卫生，从用公筷分餐做起。

2. 珍惜食物，按需备餐，提倡分餐不浪费。

第四节　特定人群膳食营养

WHO 对老年人的定义是指 60 周岁以上的人群。我国第 7 次全国人口普查结果显示，全国 60 岁及以上的老年人口有 2.64 亿，占 18.7%；65 岁及以上人口为 1.9 亿人，占总人口的 13.50%。预计到 2040 年，65 岁及以上老年人口占总人口的比例将超过 20%。在人口老龄化的大背景下，老年人的健康质量亦是重中之重。一般老年人和高龄老年人，身体各个系统功能显著衰退，生活自理能力和心理调节能力明显下降。如果这一时期的人群不重视营养的调节，则容易发生营养不良或营养过剩，甚至会引发多种慢性病。

一、老年人的生理特征

1. 循环系统

老年人血管壁逐渐增厚变得狭窄，从而失去弹性，使心脏排血量减少，血流阻力增加，血流速度减慢，导致血压逐渐升高，心脏负荷加重，患高血压和其他心血管疾病的风险增高。

2. 消化系统

由于牙齿松动或脱落、唾液分泌减少，使咀嚼、吞咽能力下降，胃蛋白酶、胰酶和胃酸分泌减少，肠蠕动减慢，使人体对食物的消化吸收能力下降，并出现便秘。由于胆汁和胰腺分泌的消化酶减少，影响老年人对脂肪的消化和吸收，易发生营养不良。

3. 呼吸系统

由于肺泡表面积随着年龄的增长而减少，肺组织萎缩、弹性减退，肺体积变小、重量变轻，肺扩张能力降低，肺的气体交换功能也随之降低，使老年人对氧的供应及对二氧化碳的排出能力下降，较易发生组织受损。

4. 内分泌系统

（1）甲状腺激素生成减少，使老年人蛋白质合成减少，基础代谢率降低。

（2）垂体分泌的生长激素减少，易发生肌肉萎缩、脂肪增多、蛋白质合成减少。

（3）甲状旁腺素功能的下降会影响钙与磷的吸收，易出现骨质疏松症。

（4）老年人胰岛萎缩，胰岛素受体减少，人体对胰岛素的敏感性下降，葡萄糖耐量降低，血糖升高明显，2 型糖尿病的患病率增加。

5. 感觉器官

老年人的视力下降，嗅觉、味觉及听觉功能减退，使其对食物的摄取量减少。

二、一般老年人和高龄老年人膳食指南

1. 摄入食物品种多样

老年人每天吃的食物种类不少于 12 种，每周不少于 25 种，做到食物多样、荤素搭配、粗细搭配、颜色和口味搭配，满足老年人的营养需求，以达到促进健康的目的（表 6-1）。

表 6-1　建议摄入的食物种类数

食物类别	平均每天摄入的种类数（种）	每周至少摄入的种类数（种）
谷薯类	3	5
蔬菜水果类	4	10
畜禽鱼蛋类	3	5
奶、大豆及坚果类	2	5
合计	12	25

2. 注意食物互换

禽肉与畜肉互换，鱼与虾互换，各种蛋类互换。

3. 保证摄入一定量的谷薯类

老年人每天摄入谷暑类食物 100～250g，其中包含全谷物和杂豆类 50～150g、薯类 50～100g，避免长期摄入一种主食（表 6-2）。

表 6-2　能量含量相当于 50g 大米的谷薯类

食物名称	重量（g）	食物名称	重量（g）	食物名称	重量（g）
粳米	50	高筋小面粉	50	绿豆（干）	55
糙米	50	低筋小面粉	50	马铃薯	315
糯米	50	挂面（全麦）	50	山药	215
黑米	50	面条	55	玉米棒（鲜）	162
小米	50	赤小豆	50	豇豆（干）	55

4. 多吃蔬菜和水果

保证每餐有 1～2 种蔬菜，每天摄入不少于 300g 的新鲜蔬菜，深色蔬菜应占 50%。每天要吃 2～3 种水果，保证每天摄入 200～350g 的新鲜水果，果汁不能代替鲜果。一周内吃到尽可能多的蔬菜、水果。牙齿不好的老年人，吃水果时可切成薄块，脾胃虚寒或者消化系统不好者可将水果煮熟食用（表 6-3）。

表 6-3　可食部分相当于 100g 的常见蔬菜和水果

食物名称	重量（g）	食物名称	重量（g）	食物名称	重量（g）
白萝卜	105	毛豆（鲜）	190	梨子（均值）	120
胡萝卜	105	茄子	105	苹果（均值）	130
青椒	100	丝瓜	120	香蕉	170
韭菜	110	茭白（鲜）	135	冬枣	115
芹菜	150	洋葱（鲜）	110	菠萝	150
冬瓜	125	大白菜	115	蜜橘	130
黄豆芽	100	木耳	100	青皮橘	120

续表

食物名称	重量（g）	食物名称	重量（g）	食物名称	重量（g）
金针菇（鲜）	100	莲藕	115	桃	110
菠菜	110	生菜	105	哈密瓜	140
番茄	105	平菇	100	葡萄	115
黄瓜	110	菜花（白色）	120	红提	115

5. 保证摄入足量的优质蛋白质

（1）建议 60 岁以上老年人每日摄入 1.0～1.2 g/（kg·d）的蛋白质以预防肌少症的发生，建议蛋白质摄入平均分布于每日的 3～5 餐中（表6-4）。

（2）吃足量的鱼、虾、禽肉等动物性食物。这些食物都含有消化吸收率高的优质蛋白及多种微量营养素。食用畜禽肉时，尽量选择瘦肉，少食肥肉，少吃深加工肉类制品。

（3）每天喝奶，多喝低脂奶及其制品。有高脂血症和超重肥胖倾向者，应选择低脂奶、脱脂奶及其制品。乳糖不耐受的老年人可以考虑饮用低乳糖奶或酸奶。

（4）每天吃大豆及其制品。老年人每天应该吃 30～50g 大豆及制品。若以蛋白质的含量来折算，40g 干大豆相当于 80g 豆腐干，或 120g 北豆腐，或 240g 南豆腐，或 650g 豆浆。

表6-4 老年人能量与蛋白质推荐摄入量

项目	膳食能量（kcal/d）		蛋白质（g/d）	
	男	女	男	女
60～69（岁）				
轻体力劳动	1900	1800	75	65
中体力劳动	2200	2000	83	75
70～79（岁）				
轻体力劳动	1900	1800	75	65
中体力劳动	2100	1900	79	75
≥80（岁）	1900	1700	75	65

6. 控制盐和油的摄入

老年人饮食要清淡，少吃高盐和油炸食品。成年人每天摄入食盐不超过 5g，烹调油不超过 25～30g，反式脂肪酸不超过 2g，糖不超过 25g，不喝或少喝含糖饮料。

7. 规律进餐，足量饮水

规律进餐，饮食适度，不暴饮暴食，不偏食挑食，不过度节食。足量饮水，少量多次。在温和的气候条件下，低身体活动水平成年男性每天喝水 1700mL，成年女性每天喝水 1500mL。在高温或高身体活动水平的条件下，应适当增加饮水量。饮水过少或过多，都会对人体健康造成危害。来自食物中水分和膳食汤水大约占 1/2，推荐一天中饮水和整体膳食（包括食物中的水，汤、粥、奶等）摄入量共 2700～3000mL。

8. 预防营养不良和贫血

（1）老年人一定要注意预防营养不良和体重不足。

（2）老年人胃肠功能减退，一次进食过多，则食物不易消化，可少食多餐，每日进餐 4～5 次。这样可以保证食物的充分吸收与利用，对于营养不良的老人尤其重要。

（3）若饮食仍无法满足维生素和矿物质的摄入，可以通过营养素补充剂来补充能量。需要注意的是，老年人切忌乱吃保健品，尽量从食物中获取营养素。

（4）医师计算老年人的身体质量指数（BMI），定期做营养评估及监测营养状况。

（5）贫血的老年人要增加食物摄入量，保证能量、蛋白质、铁、维生素 B_{12}、叶酸的供给，为造血提供必要的原料。动物性食物是膳食铁的主要优质来源（表 6–5）。

表 6–5　常见含铁的食物及铁含量

食物名称	含量（mg/100g）	食物名称	含量（mg/100g）	食物名称	含量（mg/100g）
猪肝	23.2	牛肉	1.8	鲈鱼	2
猪血	8.7	虾米	11	黄鳝	3.2
猪瘦肉	3	基围虾	2	鸡腿	1.8

9. 参与体力活动

根据老年人的生理特点和健康状况，确定运动强度、频率和时间。兼顾兴趣爱好和运动设施条件选择多种身体活动方式，尽可能使全身都得到活动。建议每周活动时间不少于 150 分钟，形式因人而异，活动量和运动时间缓慢增加，做好热身和活动后的恢复。老年人在活动过程中应注意安全，强调平衡训练、有氧运动活动和抗阻有机地结合，可先进行平衡训练和抗阻活动。卧床老年人以抗阻活动为主，防止和减少肌肉萎缩，运动目标心率＝ 170 －年龄（岁），切忌因强度过大造成运动损伤，甚至跌倒或发生急性事件。老年人在日常生活中应少坐多动，动则有益；坐立优于卧床，行走优于静卧；坚持脑力活动，如阅读、下棋、弹琴、玩游戏等，延缓认知功能衰退。

第五节　食疗药膳与康养

一、食疗药膳与康养概述

（一）食疗

所谓食疗，顾名思义，是指在中医学理论指导下，采用膳食作为治疗手段的治病方法，即饮食疗法。中医学自古就有"药食同源"之说。《备急千金要方》一书就有"食治"专篇。《黄帝内经》也记载了大量关于饮食与健康、疾病关系的内容，如其中记载的 13 首治疗方剂中，食疗方就有数首，如《素问·汤液醪醴论》的汤液和醪醴等。

本书中的"食养"偏重于"养"，侧重于亚健康及偏颇体质人群；"食疗"则偏重于"疗"，侧重于有基础病的人群，正如孙思邈提倡的"夫为医者，当须先洞晓病源，知其所犯，以食治之，食疗不愈，然后命药"观念。

（二）药膳

与食疗类似，药膳也是中医学特有的一种手段。药膳是在中医学理论的指导下，将不同药物与食物进行合理配伍组方，采用传统和现代科学技术加工制作，具有独特的色、香、味、形、效，且具有保健、防病、治病等作用的特殊膳食。

严格来说，食疗与药膳的意思也不尽相同。前者主要是用食物合理选择、搭配进行治疗疾病，后者是将中药与膳食有机地结合，从而达到滋补五脏、治疗病痛的目的。

本节主要选择药膳内容进行论述，以契合实际应用。

二、施膳的基本原则

随着社会的发展、健康的需求，药膳正越来越被大众所接受，相关专著也越来越多，但我们静心观察，不难发现，不少药膳在注重功效的同时，也存在一些问题。所以，在使用药膳时，也要注意几个基本原则，让药膳更好地服务特定人群。

（一）"三因制宜"原则

使用药膳也要遵循中医学"三因制宜"的原则。

1. 因时制宜

人体与自然界时刻保持信息交流，可谓息息相通。患者正确运用不同性能的膳食搭配，可以使人体更好地顺应气候变化，以保持内外环境的稳定，如夏季膳食多选绿豆汤以防暑降温，秋季可用冰糖蒸杏梨以防秋燥，冬季应多食当归生姜羊肉汤以祛冬寒。另外，若遇气候突然变化，如气温骤降，则人体易受寒冷，从而导致脏腑功能失调，即使是阴虚之体，也应及时应用祛寒药膳以适应环境的变化。

2. 因地制宜

《素问·异法方宜论》讲过，不同方位，其治法不同。我国地域辽阔，不同地区人们的生活环境和饮食结构不尽相同，在运用药膳调理身体时，也要注意结合不同地区的饮食习惯，如东南沿海地区潮湿温暖，适合在药膳中添加长于除湿的食物，而东北地区寒冷干燥，可以在药膳中添加长于散寒润燥的食物或药物。

3. 因人制宜

不同年龄、性别、体质，均有更为合适的药膳。因此，针对不同体质的亚健康人群给予相应体质的药膳。而老年人气血阴阳日渐减少，故在针对不同疾病合理选择药膳时，还应重视适当食用益气养血、滋阴温阳的食物。

"三因制宜"，就是充分考虑时间、空间的影响，以及个体差异的因素，从而利用药膳相应的作用来调节和稳定人体内环境，使其与时间、空间相适应，从而达到康养的目的。

（二）膳食为本原则

因为药膳是将中药与膳食有机地融合，而膳食最基本的要求不仅是果腹求饱，同时也追求"色、香、味、形"。对于老年人来说，由于基础疾病较多，平时又多服用药物，更应将药膳呈现出膳食的美味和形色，要以食药同源的品种为主，尽量少用苦寒味峻之品。

（三）平衡膳食原则

平衡膳食原则，既是食疗的原则之一，也是药膳的原则之一。在"三因制宜"与膳食为本原则的基础上，针对不同个体，长时间给予同一类膳食固然有针对性，但也免不了可能矫枉过正，同时也可能造成膳食营养的单一性。

不同功效的药膳可以合理组合，比如，针对气郁质的药膳，可以配合少量针对瘀血质的药膳，依据为"气为血之帅，血为气之母"。同类功效的药膳可以交替组合使用，如针对阴虚质应选择百合炒山药、百合银耳羹、甲鱼小米粥、枸杞龙眼茶等，这样就使得药膳种类齐全，避免了偏食之弊。

三、亚健康人群辨体施膳

针对亚健康人群辨体施膳，可采用九种体质进行区分。

（一）平和质药膳

对于平和质的亚健康人群，所选药膳应尽量兼顾气血阴阳，不要过于偏颇，如杞枣山药排骨汤。

杞枣山药排骨汤

【食材组成】枸杞子 10g，山药 50g，排骨 250g，大枣 5 枚，食盐适量。

【制法】将排骨洗净，加入冷水煮约 10 分钟后去血沫，重新加水炖煮 30 分钟，加入枸杞子、山药、大枣同煮 20 分钟，加适量食盐调味后食用。

【功效应用】健脾益气，养阴固元。

【注意事项】本款药膳易于消化，贵在平补，不易上火，不仅适合平和质者，也适合多数人食用。

（二）气虚质药膳

对于气虚质亚健康人群，在益气调理的同时，可适当辅佐调理瘀血质、痰湿质的药膳，如参芪母鸡汤。

参芪母鸡汤

【食材组成】母鸡 1 只，黄芪 30g，党参 30g，葱、姜、红枣适量，调味料少许。

【制法】将母鸡宰杀，去毛及内脏，洗净；将黄芪、党参挑去杂质、切片；将葱切段、姜切片备用。将鸡、党参、姜、葱、红枣放入炖锅内，加水适量，武火烧沸，撇去浮沫，再转小火煮烂为止，加调味料即可食用。

【功效应用】党参、黄芪有益气健脾的功效；母鸡为传统滋补佳品。共同食用，补气健脾，适用于治疗面色萎黄、少气乏力、纳差食少、健忘失眠、小便不利、舌质淡、苔薄白等。

【注意事项】不宜与萝卜一同食用；腹胀不适者不宜食用。

（三）阳虚质药膳

对于阳虚质亚健康人群，适当辅佐调理阴虚质、痰湿质、血瘀质的药膳，如当归生姜羊肉汤。

【食材组成】当归20g，生姜30g，羊肉500g，黄酒、其他调味品各适量。

【制法】当归洗净，用清水浸软，切片备用；生姜洗净，切片备用；羊肉剔去筋膜，放入开水锅中略烫，除去血水后捞出，切片备用。将当归、生姜、羊肉放入砂锅中，加入清水、黄酒，旺火烧沸后撇去浮沫，再改用小火炖至羊肉熟烂，加入食盐等调味品即可食用。

【功效应用】羊肉性温热，补气滋阴，暖中补虚，开胃健脾，在《本草纲目》中被称为补元阳、益血气的温热补品，适用于妇女血虚寒凝之月经不调、血虚经少、血枯经闭、痛经、经期头痛、寒疝、乳胀、子宫发育不良、胎动不安、习惯性流产、产后腹痛、头晕、面色苍白等，还适用于形体消瘦、面色无华、头晕目眩、心悸失眠、肢体麻木、怕冷等。

【注意事项】本方原载于《金匮要略》，经调整食材用量后，更适合阳虚质者平素食疗，冬日食用更好。

（四）阴虚质药膳

对于阴虚质药膳，适当辅佐调理气虚质、湿热质的药膳，如甲鱼小米粥、沙参南烛煲雄鸭。

1. 甲鱼小米粥

【食材组成】甲鱼1只，小米100g，料酒、葱段、姜片、精盐、胡椒粉、鸡汤等各适量。

【制法】甲鱼洗净后切成小块，放入开水稍煮片刻捞出。锅中放油，烧热后放入甲鱼翻炒3分钟，加入料酒、葱段、姜片略炒，放入鸡汤和小米熬成粥，调入精盐、胡椒粉即可食用。

【功效应用】滋阴清热，健脾养胃。

【注意事项】大便溏泄、脾胃虚寒者不宜食用。

2. 沙参南烛煲雄鸭

【食材组成】北沙参15g，鲜南烛叶适量，公鸭1只，葱节、姜片适量。

【制法】将公鸭洗净晾干，用南烛树叶汁浸泡2小时后入蒸笼蒸5分钟（定色），再用冷水洗净斩成大块，放入砂锅中用纯净水加葱节、姜片炖煮2小时，出锅前半小时放入沙参同炖，食用前根据个人口味进行调味。

【功效应用】滋肾养阴，益胃生津。

【注意事项】北沙参入胃，偏于养胃生津；南沙参入肺，偏于养阴清热、润肺化痰。对于肺燥咳嗽及温热病康复期的阴液不足者，南沙参尤为适宜。

（五）痰湿质药膳

对于痰湿质亚健康人群，适当辅以调理气虚质、气郁质的药膳，如陈皮鸭。

陈皮鸭

【食材组成】陈皮 10g，麻鸭 1 只，料酒、酱油、胡椒粉适量。

【制法】陈皮洗净，切丝；麻鸭洗净，放入锅中，加清水适量煮稍烂取出，候凉，拆去鸭骨；将拆骨鸭胸肉朝上，放在瓷盆内，加入料酒、酱油、胡椒粉，拌匀倒入瓷盆内，再将陈皮放在拆骨鸭上面，上笼蒸 30 分钟即可食用。

【功效应用】理气健脾，燥湿化痰。

【注意事项】气虚及阴虚燥咳患者慎用。

（六）湿热质药膳

对于湿热质亚健康人群，适当辅以调理气虚质、阴虚质等的药膳，如三仁去湿粥。

三仁去湿粥

【食材组成】苦杏仁 10g，生薏苡仁 10g，白蔻仁 10g，粳米 250g。

【制法】将泡好的食材放入锅中，加入适量水大火煮 10 分钟，转中火煮 20 分钟，再转小火慢炖 30 分钟，炖好后搅拌均匀即可食用。

【功效应用】清热利湿，宣畅气机。

【注意事项】杏仁、白蔻仁与薏苡仁有宣上化中与渗下的作用，有较好去湿热的效果，但是舌苔黄腻、热重于湿者不宜食用。

（七）血瘀质药膳

对于血瘀质亚健康人群，适当辅以调理气虚质、气郁质的药膳，如啤酒红花鸭。

啤酒红花鸭

【食材组成】麻鸭 1 只，啤酒 250mL，红花 6g，胡萝卜半根，土豆 1 个，西芹少量，姜、蒜、料酒、米醋、五香粉、胡椒粉、花椒、八角、食盐等适量。

【制法】胡萝卜、土豆、西芹切块；蒜、姜切后备用；鸭肉切块，用料酒、米醋、五香粉、胡椒粉腌制半小时。热锅冷油，开小火爆香花椒、八角，放入鸭肉翻炒至鸭肉变黄，倒入啤酒，啤酒和食材持平，啤酒烧开后，放入红花、胡萝卜、土豆继续中火焖煮约 30 分钟，小火收汤前加入西芹、适量食盐翻炒起锅。

【功效应用】活血通经，散瘀止痛。

【注意事项】孕妇不宜食用红花；女性经期慎用。

（八）气郁质药膳

对于气郁质亚健康人群，适当辅以调理气虚质、血瘀质、痰湿质的药膳，如玫瑰花炒鸡肝。

玫瑰花炒鸡肝

【食材组成】玫瑰花 3 朵，鸡肝 250g，料酒、盐、姜、蒜、白胡椒粉、酱油等适量。

【制法】将玫瑰花掰成瓣状洗净。鸡肝洗净切薄片，水烧开加料酒和盐焯鸡肝，捞出备用。热油放姜、蒜爆香，放入鸡肝、料酒、盐、白胡椒粉、酱油翻炒，至汤汁收干后加入玫瑰花瓣翻炒数下即可装盘食用。

【功效应用】疏肝解郁，理气活血。

【注意事项】孕妇不宜多食用玫瑰花。

（九）特禀质药膳

所谓特禀质药膳，主要针对特禀质中的过敏体质者，适当辅以调理其余体质的药膳，如人参固表粥、乌梅灵芝鸡。

1. 人参固表粥

【食材组成】生晒参 10g，黄芪 20g，粳米 150g。

【制法】将生晒参、黄芪水煎，去渣，取药液，与淘洗干净的粳米熬成粥，趁热服食。

【功效应用】益气固表。

【注意事项】本品不宜同食萝卜；不宜过食，以免引起腹胀、恶心、呕吐等不良反应。

2. 乌梅灵芝鸡

【食材组成】乌梅 15g，灵芝 6g，仔母鸡 1 只，姜、葱、食盐等适量。

【制法】仔母鸡洗净，乌梅、灵芝放入鸡腹中缝合，加水及姜、葱、食盐等调料上锅蒸至烂熟，佐餐食用。

【功效应用】敛肺生津，益气固表。

【注意事项】乌梅，性味酸涩，具有涩肠、敛肺的作用，肠炎患者和感冒初期患者慎用乌梅。

四、老年人群辨病施膳

对于有基础疾病的老年人，症状表现不尽相同，可从老年人常见疾病入手，选择适宜的药膳。

（一）循环系统疾病

老年人循环系统常见疾病包括高血压、冠心病等。这里介绍几种针对高血压、冠心病的药膳以供选用。

1. 罗布麻茶

【食材组成】罗布麻 3 ～ 10g。

【制法】将罗布麻放入瓷杯中，以沸水冲泡，密闭浸泡 5 ～ 10 分钟，代茶频饮，每日数次。

【功效应用】平抑肝阳，清热利尿，适用于高血压人群，尤以肝阳上亢表现为头痛眩晕、脑胀烦躁、失眠肢麻、小便不利者效果较好。

【注意事项】本品源自《新疆中草药手册》，作用缓和，服用时间宜长。但脾胃虚寒者不宜长期服用，或同时加入陈皮 2 ～ 5g 以护胃。罗布麻以泡服为宜，不宜煎煮，以免降低疗效。

2. 菊花绿茶饮

【食材组成】菊花 3g，槐花 3g，绿茶 3g。

【制法】将以上三味放入瓷杯中，用沸水冲泡，密闭浸泡 5 ～ 10 分钟，频频饮用，每日数次。

【功效应用】平肝清热，明目止痛。如肝阳上亢之高血压者坚持饮用，则有较好的辅助降压效果。

【注意事项】本品源自《药膳食谱集锦》，其味苦性偏寒凉，脾胃虚寒、食少腹胀、大便溏稀者慎用。

3. 杜仲茶

【食材组成】杜仲 5 ～ 10g。

【制法】将杜仲放入瓷杯中，以沸水冲泡，密闭浸泡 5 ～ 10 分钟，不拘时候，代茶频饮。

【功效应用】补肝肾，强筋骨。研究发现，杜仲有降压作用，适于高血压患者饮用，尤其适于肾之阳气不足者。

【注意事项】本品味甘性温，对有肝阳上亢者，可配菊花、罗布麻共饮。

4. 桃仁粥

【食材组成】桃仁（去皮尖）21 枚，生地黄 30g，桂心（研末）3g，粳米（细研）100g，生姜 3g，米酒 180mL。

【制法】生地黄、桃仁、生姜加米酒 180mL 共研，绞取汁备用。另以粳米煮粥，再加入上述药汁，更煮令熟，调入桂心末。每日 1 剂，空腹热食。

【功效应用】祛寒化瘀，止痛，适用于寒凝血瘀所致的冠心病、心绞痛，并可用于寒凝血瘀所致的风湿、类风湿关节炎等疾病的辅助治疗。

【注意事项】本方来源于《太平圣惠方》，以祛邪为主，但不宜长时间服用。血热明显者可去桂心。平素大便稀溏者慎用本方。

（二）呼吸系统疾病

老年人呼吸系统的常见疾病有慢性支气管炎、哮喘、肺气肿、肺心病、肺炎、肺癌等。这里介绍几种药膳，或以增强体质为主，或以防治感冒为主，均可减少呼吸系统疾病的发作；或以减轻咳嗽、气喘、痰多等症状为主。

1. 竹荪山药老鸡汤

【食材组成】竹荪 20g，山药 60g，老母鸡 1 只，姜片、食盐少许。

【制法】将老母鸡洗净，用沸水焯煮约 2 分钟，捞出洗净去血沫，放入姜片少许煮约 80 分钟后，与竹荪、山药同煮 20 分钟，加入食盐少许，趁热服食。

【功效应用】益气固表，用于预防老年人感冒及减少相关疾病的发作。

【注意事项】更适用于脾虚便溏者，脾虚便秘者不宜服用。

2. 莱菔子粥

【食材组成】莱菔子 15g，粳米 100g。

【制法】将莱菔子炒熟，磨成细粉。将粳米洗净，与莱菔子粉一同放入锅内，加水适量，置武火上烧沸，用文火熬煮成粥即成，每日温食。

【功效应用】降气化痰，消食和胃，适用于食积咳嗽，症见咳嗽痰多、气逆喘满、食欲不振、脘腹胀满、舌苔厚腻、脉滑数等。

【注意事项】本方源自《老老恒言》，因其下气作用较强，中气亏虚者慎用，便溏者不宜食用。

3. 冰糖银耳炖雪梨

【食材组成】百合 25g，冰糖适量，银耳半朵，雪梨 2 个，枸杞子适量。

【制法】银耳提前泡发，摘成小朵备用；百合泡好，洗净备用；雪梨去皮去核、切块；把所有材料放入炖盅，加适量清水，隔水炖煮 1 小时就可食用。

【功效应用】冰糖健脾；银耳润肺；百合养阴润肺安神。合用可养阴润肺，健脾安神，适用于形瘦、干咳、咽喉干燥等。

【注意事项】大便溏泄、脾胃虚寒者不宜食用。

4. 萝卜鲫鱼汤

【食材组成】萝卜 500g，鲫鱼 300g，食盐适量。

【制法】将萝卜洗净切块；鲫鱼去鳞、去内脏洗净。两味入锅，清水煮至肉烂汤成，酌加食盐，适量服用。

【功效应用】清热化痰，下气止咳，适用于痰热互结之咳喘，症见咳嗽、痰多色黄、质稠、舌苔黄腻、脉滑数等。

【注意事项】本品源自《随息居饮食谱》。脾气亏虚、中焦寒湿者，不宜久服、多服。

5. 杏仁粥

【食材组成】杏仁 10g，粳米 50g，食盐或冰糖适量。

【制法】将杏仁去皮，放入锅中加水煮至杏仁软烂，去渣留汁。用药汁煮粳米成粥，调入食盐或冰糖，趁温热食用，每日 2 次。

【功效应用】降气化痰，止咳平喘，适用于痰浊壅塞、肺气失降之咳嗽气喘、痰多黏腻色白、胸满窒闷、大便偏干等。

【注意事项】本方源自《食医心镜》。因苦杏仁有小毒，用量不宜过大，使用时以甜杏仁为宜。痰热咳嗽者不宜食用本方。

6. 人参粥

【食材组成】人参 3g，粳米 100g，冰糖适量。

【制法】将粳米淘净，与人参（切片或打粉）一起放入砂锅内，加水适量，煮至粥熟，再将化好的冰糖汁加入，拌匀，即可食用。

【功效应用】补元气，益脾肺，生津安神，适用于脾肺气虚所致的短气懒言、神疲乏力、动则气喘、易出虚汗、食欲不振及大便溏薄等；亦可用于年老体弱、不思饮食、全身无力、倦怠欲睡而又久不能入寐，或津伤口渴等；还可用于晚期食管癌的辅助治疗。

【注意事项】本方源自《食鉴本草》，作用平和，坚持数日，方可见效。一般以生晒参、西洋参、红参最为常用。

人参一般只适用于虚证者，实证、热证或正气不虚者忌用，容易出现血压升高、失眠、兴奋、食欲减退等不良反应。

【食材组成】银鱼干 30g，糯米 100g，生姜、猪油、食盐各适量。

【制法】先将银鱼干、糯米、生姜分别洗净，合煮成粥，然后再加入少量猪油、食盐，趁热空腹食之，每日可服 2 次。

【功效应用】健脾，益肺，补虚，适用于脾肺虚弱所致的羸瘦乏力、虚劳咳嗽、肺结核等。

【注意事项】本方源自《草本便方》。脾虚湿盛、中满气滞者不宜服用。

（三）消化系统疾病

老年人消化系统常见疾病较多，针对慢性胃炎、肝炎、脂肪肝、肝硬化、功能性消化不良、便秘等提供几种药膳。

1. 黄芪童子鸡

【食材组成】童子鸡 1 只，生黄芪 9g，红枣 5 枚，姜、葱少许，盐、黄酒适量。

【制法】童子鸡洗净，用纱布袋包好生黄芪，取一根细线在一端扎紧纱布袋口，置于锅内。在锅中加姜、葱及适量水煮汤，待童子鸡煮熟后，拿出黄芪包，加入盐、黄酒调味，即可食用。

【功效应用】益气补虚，适用于慢性胃炎偏气虚者。

【注意事项】不宜与萝卜一同食用，腹胀者不宜食用。

2. 双参固元粥

【食材组成】党参 10g，牛蒡根 30g，粳米 150g，冰糖适量。

【制法】党参、牛蒡根洗净，切片。锅中加入约 1000mL 冷水，将粳米、牛蒡根、党参片放入，先用旺火烧沸，搅拌数次，然后改用小火慢慢熬煮，待粥将成时下入冰糖调味，再稍焖片刻，即可盛起食用。每日早晚服食。

【功效应用】健脾固肾，补中益气，适用于慢性胃炎、脘腹隐痛作胀、纳谷减少、气虚夹热者。

【注意事项】牛蒡有"东洋参"的美称，可与人参相媲美，但不宜长时间过多食用，同时避免与辛辣食物一起食用。

3. 良姜炖鸡块

【食材组成】公鸡1只，高良姜6g，草果3g，陈皮3g，胡椒3g，葱、酱、盐适量，醋少许。

【制法】将公鸡宰杀洗净切块，放入锅内，加入高良姜、草果、陈皮、胡椒、葱、酱、盐、醋，加水适量。锅置武火上烧沸，再用文火炖至鸡肉熟烂即成。

【功效应用】健脾益气，散寒温中，适用于慢性胃炎、功能性消化不良偏中焦虚寒者。

【注意事项】口干舌燥、阴虚火旺者慎用。

4. 玫瑰花炒鸡蛋

【食材组成】玫瑰花6朵，鸡蛋3个，油、盐、葱适量。

【制法】玫瑰花5朵撕成瓣状，将撕成瓣状的玫瑰花切碎；鸡蛋打入碗内，搅散；将切碎的玫瑰花和打散的鸡蛋一块搅拌均匀，加入适量精盐。烧热油锅，将鸡蛋玫瑰花倒入煎炸，出锅前撒上葱花，放1朵鲜玫瑰花装盘，好吃又好看。

【功效应用】疏肝解郁，理气活血，适用于肝炎者。

【注意事项】脂肪肝者不宜过度食用本品。

5. 双花茶

【食材组成】干佛手花3g，干合欢花3g。

【制法】佛手花、合欢花放入瓷杯中，以沸水冲泡，密闭浸泡5～10分钟，不拘时候，代茶频饮。

【功效应用】疏肝解郁，理气和胃，适用于肝炎、脂肪肝、肝硬化者。

【注意事项】用新鲜佛手花、合欢花较为适宜。

6. 山楂麦芽茶

【食材组成】山楂10g，麦芽10g。

【制法】山楂洗净、切片，与麦芽一同置于杯中，倒入开水，加盖闷泡30分钟，代茶饮用。

【功效应用】消食化滞，适用于伤食或胃弱纳差而强食所致的纳呆食少、脘腹胀闷、恶食恶心或吐或泻等。对肉食积滞者效果更佳。

【注意事项】本方源自《中国药膳学》，味道酸甜可口，更适合老年人饮用。

7. 白术猪肚粥

【食材组成】白术30g，槟榔10g，生姜10g，猪肚1副，粳米100g，葱白3茎（切细），食盐适量。

【制法】将白术、槟榔和生姜装入纱布袋内、扎口；猪肚洗净，将药袋纳入猪肚中缝口，用水适量煮猪肚令熟，取汁，入米煮粥。粥熟时加入葱白、食盐调味。空腹食用。

【功效应用】健脾消食，理气导滞，适用于脾胃虚弱、纳运失调、气机阻滞之脘腹胀满、疼痛、纳呆食少、泄泻便溏者。

【注意事项】本方源自《圣济总录》，但不宜长久食用，一般以 3 ～ 5 天为 1 个疗程。气虚下陷者禁用。

（四）泌尿系统疾病

老年人泌尿系统常见疾病有泌尿系感染、结石、水肿等，现介绍几种药膳，以供选用。

1. 赤小豆薏米粥

【食材组成】薏米 100g，赤小豆 50g，白砂糖 30g，大枣若干。

【制法】将薏米、赤小豆以温水浸泡半日；大枣去核浸泡。将薏米、赤小豆、大枣一同放入锅中，加水煮成稀粥，最后加上白砂糖调味即可。

【功效应用】薏米在中药中一般称为薏苡仁，《神农本草经》将其列为上品，可以治湿痹，利肠胃，消水肿，健脾益胃，久服轻身益气。赤小豆也有明显的利水、消肿、健脾胃的功效，故可清热利湿，消肿瘦身。

【注意事项】寒性体质者慎用。

2. 车前叶粥

【食材组成】鲜车前叶 30g，葱白 15g，淡豆豉 12g，粳米 50g，姜末、食盐、陈醋、味精、香油各适量。

【制法】鲜车前叶及葱白切碎，与淡豆豉一同放入煲中，加水 500mL，煎煮 30 分钟后倒出药液，用两层纱布滤过，药渣弃去。粳米洗净后放入锅中，加入药液及适量水，武火烧沸后改文火慢慢熬煮。粥成，调入姜末、食盐、陈醋、味精、香油，即可食用。

【功效应用】清热泄浊，利尿通淋，适用于湿热蕴结下焦、膀胱气化失司所致之热淋者，症见小便灼热、淋漓涩痛、尿色黄赤浑浊等。

【注意事项】本方源自《圣济总录》，宜空腹食用。

3. 金钱草饮

【食材组成】金钱草 200g，冰糖少许。

【制法】金钱草洗净，切碎，放入药煲，加水 300mL 煎至 100mL，调入冰糖，代茶频饮。

【功效应用】清热利尿，利湿退黄，适用于下焦湿热之尿路结石，以及泌尿系感染出现尿频尿急、尿痛者，亦可用于肝胆湿热之肝胆结石、黄疸的辅助食疗。

【注意事项】本方源自《中医营养食疗学》，因金钱草性寒凉，故神疲乏力、便溏、面色晦暗之阴黄者忌食。

（五）神经系统疾病

老年人神经系统常见的疾病包括头痛、眩晕、脑梗死、失眠等。现介绍几种药膳，以供选用。

1. 黑豆活血粥

【食材组成】黑豆、粳米各 100g，苏木 15g，鸡血藤 30g，元胡粉 5g，红糖适量。

【制法】先将黑豆洗净，放入锅内，加水适量煮至五成熟；再将苏木、鸡血藤加水煎煮 40 分钟，滤去药渣，把药液与黑豆同煮至八成熟放入粳米、元胡粉及适量清水，煮至豆熟烂，加红糖搅匀即可食用。

【功效应用】补肾活血，行气止痛，适用于瘀血阻络兼有肾虚之头痛、痛经久不愈、痛如针刺者。

【注意事项】本方源自《百病中医药膳疗法》，血糖较高或糖尿病患者不宜食用。

2. 人参核桃粥

【食材组成】人参 2g，核桃仁 10g，粳米 100g，冰糖适量。

【制法】人参洗净、切片，与核桃仁、粳米一同放入锅内，加适量水，大火煮沸，小火熬成稀粥，最后加入冰糖稍煮即成。

【功效应用】气血双补，充养髓海，适用于气血不足、脾肾两亏之头痛绵绵、常自汗出、倦怠气短、恶风、不思饮食者。

【注意事项】本方源自《常见病食疗手册》。若气虚明显，人参可用红参代替，或症状明显改善，可将红参换为生晒参，以减缓药力，防止上火，升高血压。

3. 地龙桃花饼

【食材组成】干地龙 30g，红花 20g，赤芍 20g，当归 50g，川芎 10g，黄芪 100g，玉米面 400g，小麦面 100g，桃仁、白糖各适量。

【制法】将干地龙以酒浸泡去其气味，然后烘干研为细面。红花、赤芍、当归、川芎、黄芪等放入砂锅加水煎成浓汁；再将地龙粉、玉米面、小麦面、白糖倒入药汁中调匀，做圆饼 20 个；将桃仁去皮尖略炒，均匀撒在圆饼上，放入烤炉烤熟即可食用。

【功效应用】益气、活血、通络，适用于气虚血瘀所致之半身不遂、口眼歪斜、言语謇涩、口角流涎、肢体痿废者。

【注意事项】本款药膳源自《常见病的饮食疗法》，脑出血者不宜食用。

4. 金莲鲤鱼

【食材组成】金银花 10g，鲜莲子（包含莲子心）50g，鲤鱼 1 条（500g 左右），香油、葱、生姜、黄酒、酱油、食醋、鲜汤、精盐等适量。

【制法】鲤鱼去筋洗净。炒锅内放入香油，烧热后下葱、生姜翻炒，再放入鱼、莲子，加入黄酒、酱油、食醋、鲜汤、精盐、水，炖 10 分钟，然后加入金银花，改小火烧 2 分钟，炖熟收汤即可食用。

【功效应用】清热祛火，宁心安神，适用于失眠者。

【注意事项】寒性体质者慎用。

5. 石菖蒲拌猪心

【食材组成】猪心半个，石菖蒲 10g，陈皮 2g，黄酒、食盐、味精、姜片等适量。

【制法】猪心洗净，去内筋膜，挤净血水，切成小块；石菖蒲、陈皮洗净，与猪心一同放入炖盅内，加开水适量，加入料酒、食盐、味精、姜片等。炖盅加盖，置于大锅中，用文火炖 4 小时，即可食用。

【功效应用】涤痰开窍，养心安神，适用于痰浊扰心或痰蒙心窍所致的癫痫者，症见失眠心悸、头晕头重、胸脘满闷，或呕吐痰沫，甚则突然昏倒、喉有痰声等。

【注意事项】本方源自《医学正传》，痰稠色黄、发热、痰火扰心者不宜食用。

（六）贫血

1. 当归凤爪

【食材组成】鸡爪 20 个，大枣 5 枚，当归 3 片（约 5g），姜 3 片。

【制法】鸡爪洗净焯水备用，大枣洗净，红枣开半去核，当归 3 片，上述材料先用温水浸泡 30 分钟。将泡过的药材全部入砂锅，加水约 3/4 锅深，放 3 片姜，盖上煲盖，慢慢熬到药材全部出味，放入鸡爪，开慢火煮约 30 分钟，见凤爪吸入汤汁后变黄即可，加入适量盐调味。

【功效应用】补血和血，调经止血，适用于贫血者。

【注意事项】有出血倾向、阴虚内热者不宜服用。

2. 归参炖母鸡

【食材组成】当归身 20g，党参 10g，母鸡 1 只，生姜、葱、黄酒、食盐各适量。

【制法】将母鸡宰杀后，去除杂毛与内脏，洗净；再将洗净切片的当归、党参放入鸡腹内，置于砂锅内，加入葱、姜、料酒、盐，加入适量的清水，武火煮至沸后，改用文火炖至鸡肉熟透即成。

【功效应用】补血益气，健脾温中，适用于血虚气弱所致的面色萎黄、头晕、心悸、肢体倦乏者。

【注意事项】本品源自《乾坤生意》，外邪未除及热性病患者不宜食用。

3. 五红汤

【食材组成】红皮花生 60g，红枣 10 个，红豆 80g，红糖适量，枸杞子少许。

【制法】红枣洗净用温开水浸泡片刻；红豆、花生、枸杞子均清洗干净，红豆用水浸泡 1 小时。将红豆、花生、枸杞放入锅内，加足量清水用小火慢煮约 1 个小时。放入红枣、红糖，继续煮约 30 分钟即可。

【功效应用】补气养血。此汤中，红枣养脾补益气血；枸杞子补肾益精，养肝明目，补血安神；花生连红衣一同与红枣配合使用，既可补虚，又能止血、提升血小板数量，但血脂黏稠者不宜多加；红豆被李时珍称为"心之谷"，赤入心，形似肾，可清心养神，健脾益肾；红糖性温，味甘，入脾，可益气补血，健脾暖胃，缓中止痛，活血化瘀，能提高人体免疫力，并有助改善贫血，提升白细胞数量。

【注意事项】五红汤有多个版本，其来源已无从考证，因简单方便、安全可靠，已经在临床上广泛应用。五红汤因口感好，深受百姓喜爱，但因含有红糖，血糖高或糖尿病者不宜食用，如有需要，可将红糖换为木糖醇。

（七）其他

这里介绍几种针对高脂血症、肥胖、类风湿关节炎、鼻炎、过敏性疾病的药膳，以供选用。

1. 山楂荷叶鱼

【食材组成】鲜荷叶 1 张，干山楂 10g，新会陈皮 3g，鲈鱼 1 条（500g 左右），盐、姜、火腿适量。

【制法】将鲈鱼用调料拌匀，盐腌制 10 分钟，姜切细丝，将荷叶铺在蒸笼内，将鱼、陈皮、干山楂、火腿、姜丝平铺，将露在笼边的荷叶边盖在上面，将锅水烧开后，放笼中蒸 10 分钟即可。

【功效应用】利水化痰，祛湿降浊，适用于高脂血症者。

【注意事项】鲜荷叶性寒凉，久食易伤脾胃，体虚人群慎用。

2. 荷叶减肥茶

【食材组成】荷叶 60g，生山楂 10g，生薏苡仁 10g，橘皮 5g。

【制法】将鲜嫩荷叶洗净晒干，研为细末；其余各药亦晒干研为细末，混合均匀。以上药末放入开水瓶，冲入沸水，加塞，泡约 30 分钟后即可饮用。以此代茶，每日 1 剂，水饮完后可再加开水浸泡，连服 3 ～ 4 个月。

【功效应用】理气行水，消食导滞，降脂减肥，适用于脾虚湿盛所致纳呆、体倦怠动、舌苔厚腻、单纯性肥胖、高脂血症者。

【注意事项】本方源于《华夏药膳保健顾问》，多为寒凉之药，故肥胖患者见有阴虚征象不宜食用，恐利水更伤阴津，若阳虚较重，则本方温阳乏力，亦不宜用。

3. 辛夷茶

【食材组成】辛夷 10g。

【制法】辛夷洗净放瓷杯中，冲入沸水，盖好，闷泡约 30 分钟后即可饮用。泡水代茶频饮。

【功效应用】通窍利鼻，适用于过敏性鼻炎、慢性鼻炎等。

4. 鸡血藤膏

【食材组成】鸡血藤 100g，益母草 200g，红糖 200g。

【制法】将鸡血藤、益母草洗净，置于锅内加水适量，武火煮沸，文火微沸 30 分钟，过滤取煎液，残渣再煎煮 1 次，过滤，合并滤液。将滤液煮沸浓缩至约 100mL，加入红糖，溶化，再熬制 15 分钟即可。每次服 10g，每日 2 次，3 ～ 5 天为 1 个疗程。

【功效应用】活血祛瘀，舒筋活络，适用于风湿性关节炎、类风湿关节炎等属于血瘀血虚者。

【注意事项】本方源自《本草纲目·拾遗》，脾胃虚弱者不宜多食，多食则令人闷满。

5. 乌梅红枣粥（茶）

【食材组成】乌梅 20g，红枣 15g，粳米 50g，冰糖少许。

【制法】乌梅加水适量煎汤，去渣取汁，加入红枣，与粳米共煮粥，加冰糖少许，食用。也可将适量乌梅红枣洗净，泡水代茶饮。

【功效应用】养阴益气，抗过敏，适用于过敏性鼻炎者。

【注意事项】乌梅，性味酸涩，具有涩肠、敛肺的作用，肠炎患者和感冒初期患者慎用。

第七章 运动与康养

中医运动康养的基础理论是建立在中医学基础理论之上的，以阐述运动康养的功理功法，指导实践应用。中医运动康养基础理论的内容包括阴阳五行学说、精气神学说、藏象学说、经络气血学说等。

中医运动康养的方法极为丰富，包括以肢体活动为主的调形方法、以呼吸吐纳为主的调气方法、以调摄精神为主的调神方法。操作过程注重对人体形、气、神的锻炼和调控，并将三者有机结合。运动康养多属动功范畴，以活动四肢、锻炼形体为主，通过牵拉肢体、滑利关节、抻筋拔骨等方法，由外至内，使人体气、血、津液运行畅通，脏腑功能强健，神气充沛，阴阳平衡。此外，在活动形体的同时，也不忘对气、神的调摄。形体动作强调"神注庄中，气随庄动，以意领气，以气运身"，即用意念指挥身体的运动，用呼吸协调身体的动作，通过调气与调神，使意气相随，形神相合，从而达到气血充沛、脏腑活动正常、神形健全、生命活动旺盛的目的。

一、运动康养的特点

(一) 强调"治未病"理念

"治未病"最早见于《素问·四气调神大论》，记载："是故圣人不治已病治未病，不治已乱治未乱，此之谓也。""治未病"包括未病先防、已病防变、已变防渐、病后防复等方面的内容，认为对疾病的预防比治疗更为重要，即"上工治未病"。我国历代医家都将运动康养作为预防和治疗疾病的重要手段，《素问》记载："上古有真人者，提挈天地，把握阴阳，呼吸精气，独立守神，肌肉若一。故能寿敝天地，无有终时，此其道生。"其将运动康养"调形、调息、调神"的三种要素概括其中。

(二) 注重形神合一

中医学认为，人体生命是由"神"与"形"共同组成的。所谓"形"，是指人的整个形体结构，包括五脏六腑、经络、四肢百骸等组织结构和气血津精等基本营养物质；所谓"神"，是人的精神、意识、思维等活动和整个生命活动的外在表现。运动康养十分注重对形与神的锻炼调控，以及如何在操作过程中将两者结合在一起。

（三）养护人体正气

人体正气是精、气、血、津液和脏腑经络等组织结构的功能体现。人体正气的强弱与精、气、血、津液等物质是否充足、脏腑经络等功能是否正常有关。运动康养的目的是强壮体质、防病祛病，因此十分注重人体的正气。强壮正气、增强体质是运动康养的功效准则，即通过对人体形、气、神的锻炼和调控，来达到强壮正气、增强体质的目的。

二、运动康养的原则

（一）整体观念

中医运动康养秉承中医学理论中的整体观念：①天、地、人三者紧密联系，共同构成一个不可分割的整体。观察人体生理、病理变化，不能孤立地着眼于人体本身，而应看到人与自然存在的联系，因此，中医运动康养也需要根据季节、昼夜、区域的差异采取不同的练功方法。②人体各组成部分之间在结构上不可分割，在功能上相互协调、互为补充，在病理上相互影响。某一脏器或部位的功能失常或病变，也会累及其他相关联或相对应的脏器和部位，出现继发性损伤。因此，在中医运动康养中，除了重视对已变脏腑、部位进行功能强化外，还需以整体观念对所涉及的脏腑、部位进行针对性功能加强。这里，《养生六字诀》《华佗五禽戏》就极具代表性，将不同的动作姿势、吐气发音对应到五脏六腑的功能，采用五行生克理论，通过调整功法动作的先后顺序和练习量，达到防治疾病的目的。

（二）辨证论治

辨证论治是中医学认识疾病和治疗疾病的基本原则，中医运动康养也需使用辨证论治来指导功法习练和防治疾病。根据《中医体质分类和判定》，人体分为气虚质、阳虚质、阴虚质、痰湿质、血瘀质、气郁质、特禀质、平和质。不同体质的人群，适练的功法动作与套路也有所不同，如阳虚质宜采用温煦脐轮、背摩精门、打躬势等动作，阴虚质宜采用鸣天鼓、两手攀足、摇身晃海等动作，痰湿质宜采用单举、熊运、呼字诀等动作。根据人体不同情况辨证地使用适合的功法动作，既能增强防治疾病的功效，又能降低练功偏差产生的可能。

（三）"三因制宜"

"三因制宜"是指疾病的治疗须依据其与气候、地理、患者之间的关系，制定适宜的治疗方法，以取得预期的治疗效果，这是中医学整体观念和辨证论治在治疗上的具体体现。中医运动康养也需遵循此原则，如《素问·刺法论》记载："肾有久病者，可以寅时面向南，净神不乱思，闭气不息七遍，以引颈咽气顺之，如咽甚硬物，如此七遍后，饵舌下津令无数。"其指出肾阳虚的患者适合在凌晨3:00～5:00，面向南方做排除杂念、闭气暂停呼吸的功法练习，然后再吞气，使唾液充满口腔并分数次吞服，如此有培本固原、温补肾阳的功效。这段描述充分展现了中医运动康养对天、地、人三者的有机结合。

三、运动康养的种类

中医运动康养历史悠久，分散在医、儒、道、释、武等各领域，种类繁多，流派纷呈。众多功法在历史发展的过程中，由于学术上相互承袭演化，功法上相互交叉渗透，有时很难明确地按某种单一标准进行分类。本书中，以动功、静功，以及调身、调气、调神的不同侧重，对功法进行简单分类。

按形体的动静分类：①动功：动功也称外功，即通过形态动作，调身导引，以达到抻筋拔骨、引动经络、畅通气血、调理脏腑的目的。动功往往具有特定的操作规范和动作套路。②静功：静功也称内功，即没有明显的肢体运动，以默念、存想、吐纳为主，体式上可以采取坐、站、卧等形式。静功又可以分为以调心为主的静功和以调息为主的静功，两者外在的身体姿势可以一样，但内在的操作有很大区别。

按三调的侧重分类：①调身：调身功法以运动肢体和自我按摩为特点，即统称的健身动功。动功导引可分为体操型、按摩型、自发型三类。②调气：调气功法是通过呼吸精气、吐故纳新的方法来炼气聚精、行气导引。调气法又可分为纳气法、吐气法、胎息法三种。③调神：调神功法是强调意念集中、专注一境、凝神内敛，以达到心如明镜止水、一尘不染的境界；或用想象的方法集中意念，以达到练功效应的静功方法。调神法又可分为静定法和存想法。

（一）六字诀

六字诀，又称为六字气诀、六字气、六字气法等，是我国古代流传下来的一种以呼吸吐纳锻炼为特点的健身养生方法。"六字气"之名在东晋葛洪所著的《神仙传》中已有提及，而在现存文献中，六字诀的具体习练方法最早见于南北朝陶弘景的《养性延命录·服气疗病》，曰："纳气有一，吐气有六。纳气一者，谓吸也，吐气六者，吹、呼、唏（嘻）、呵、嘘、呬，皆出气也。"同时他指出了六字功效，以及与不同脏腑疾病的对应关系，这些记载是六字诀的起源，标志着六字诀的形成。隋唐至明清时期，六字诀在功法理论和应用上逐步充实，不断发展。唐代医家孙思邈在《备急千金要方》中指出："若肺病即嘘出，若肝病即呵出，若脾病即唏出，若肾病即呬出。"他对呼吸深度、次数等做出了调整。此时期六字与脏腑的对应关系、六字发音呼吸方法也有所改变，六字诀也逐渐与四季养生、肢体动作相结合，由静功逐渐向动功和静功两个方向发展。

本节所述功法的操作顺序为预备势、起势、嘘字诀、呵字诀、呼字诀、呬字诀、吹字诀、嘻字诀、收势（图 7-1 ～图 7-5）。

1. 功法特点

（1）吐纳为主，导引为辅　六字诀最主要的特点是以呼吸吐纳为主、动作导引为辅，就锻炼内容而言，主要是呼吸吐纳和吐气发音。练功时，练习者采用鼻吸口呼的逆腹式呼吸方法，吐出五脏六腑之浊气，吸入天地之清气，吐故而纳新，配合松、柔、舒、缓的肢体动作，外导内行，达到调节气血、疏通经络、防病治病的目的。

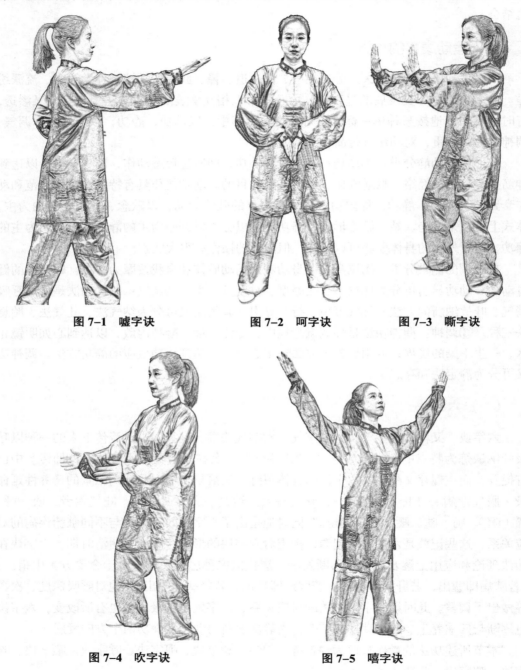

图 7–1　嘘字诀　　　　　　　图 7–2　呵字诀　　　　　　　图 7–3　嘶字诀

图 7–4　吹字诀　　　　　　　　　　　图 7–5　嘻字诀

（2）读音口型，系统规范　练习六字诀时要注重"嘘、呵、呼、呬、吹、嘻"每一字诀特定的、不同的读音和口型训练，以唇、齿、喉、舌的不同用力，配合相应的肢体、意念导引，来调节肝、心、脾、肺、肾、三焦乃至全身的气机运行。各字诀既独立又关联，形成了五行、五音与五脏的对应关系。通过按照五行相生的顺序进行练习，最后以嘻字诀调三焦、养五脏，来加强健身养生的功效。

（3）有声无声，各有其用 六字诀的吐气发音有大声、小声、无声三种方式，是三个循序渐进的练习阶段，练功时要掌握好"先出声，后无声"的总原则。初学者须发大声，以掌握正确的口型，体会气息的出入；掌握好口型后再发小声，以锻炼气息的调控；经过长期的功法练习，熟练后逐渐变为吐气匀细深长的无声状态，以体验体内气机运行的变化。

2. 练功要领

（1）校准口型，准确发音 不同的口型发不同的音，不同的音又会产生不同的气息变化，进而影响对脏腑气血和经络运行的调节，因此，掌握正确的口型和发音对于练习六字诀并取得良好的功效至为重要。如"嘘字诀"吐气发音时唇齿微张，槽牙上下平对，中留缝隙，舌尖放平，舌体微后缩，舌边与槽牙留有缝隙，气息从槽牙间、舌两边的空隙经嘴角呼出，再配合左右伸掌和两目圆睁动作，达到疏肝理气、明目之功效。在练习六字诀时，还要注意"六字"发音的音调要平，使气息平和舒缓，尤其对于患有心脑血管疾病的中老年人，若音调过高而使气息上升太过，易引起头疼头胀、心神不宁、烦躁等症状。

（2）吐纳适度，循序渐进 六字诀的主要呼吸方法是逆腹式呼吸，通过增大横膈膜升降的幅度，变化腹腔容积，从而促进全身的气血运行，提高锻炼效果。因此，六字诀的临床应用更侧重于呼吸系统疾病和循环系统疾病，对慢性阻塞性肺疾病、慢性心力衰竭等的干预治疗最为常见，也常用于各类慢性疾病、精神情志疾病的干预治疗。练功时要注意把握好呼吸的方法和深度。初学者、健康不佳者应从自然呼吸开始练习，呼吸深度可略浅，切忌憋气、满吸满呼或呼吸太急太快、忽快忽慢、忽轻忽重。年老体弱的人呼吸和发声长短、肢体动作幅度、运动量和运动强度都要量力而行。练习者通过长期的练习，循序渐进，可达到"吐唯细细，纳唯绵绵"的状态。

（二）五禽戏

五禽戏，又称五禽气功，是根据古代导引、吐纳之术，模仿虎、鹿、熊、猿、鸟五种动物的行为特点，结合人体脏腑、经络、气血等理论所形成的健身养生方法。最早记载五禽戏的是西晋陈寿的《三国志·华佗传》，最早记载五禽戏具体动作的是南北朝时期陶弘景的《养性延命录》。经过历代发展，五禽戏流派众多，总体都是根据"五禽"动作和自身练功体验编创的仿生导引功法，以达到舒筋活络、防病祛病、健身益寿的目的。

本节所述功法的操作顺序为预备势起势调息、虎戏（虎举、虎扑）、鹿戏（鹿抵、鹿奔）、熊戏（熊运、熊晃）、猿戏（猿提、猿摘）、鸟戏（鸟伸、鸟飞）、收势引气归元（图7-6～图7-10）。

1. 功法特点

（1）仿生导引，象形取意 模仿五种动物的外在形态和内在神意，是五禽戏的显著特点。练习五禽戏时不仅要外形像，更要求神态似，促使形神合一。如练习"猿戏"时，掌指搓拢屈腕成"猿钩"时速度要快，体现出猿的灵巧敏捷。在形神相似的同时，还要将自己置身于五禽嬉戏的场景中，体验虎之威猛、鹿之安舒、熊之沉稳、猿之灵巧、鸟之轻捷的感觉。

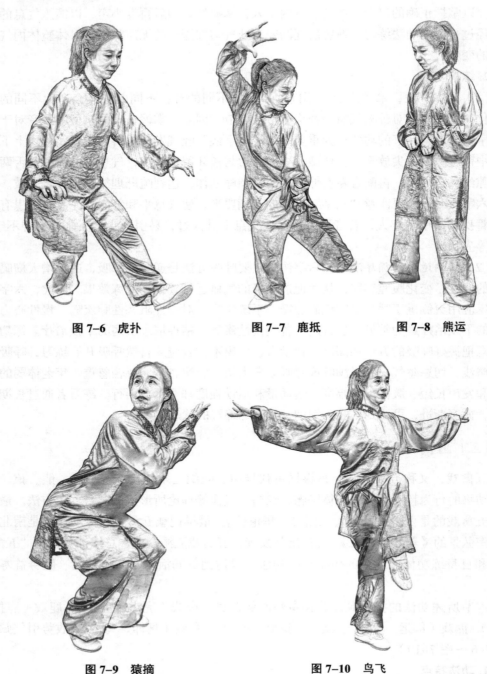

图 7-6　虎扑　　　　　　图 7-7　鹿抵　　　　　　图 7-8　熊运

图 7-9　猿摘　　　　　　图 7-10　鸟飞

（2）引挽腰体，动诸关节　五禽戏的动作始于腰，是以腰为轴枢带动躯干和四肢的运动。如"熊晃"的动作中，以腰部的侧屈、挤压、旋转来带动提髋、上步、前后重心移动，同时以腰带肩并顺臂前后摆动，以此体现出熊迈步前行的沉稳厚实，能加强腰髋部肌肉力量，提高平衡能力。在以腰为轴枢的基础上，五禽戏动作还充分锻炼了身体各关节和肌肉，尤其是加强了手、足等平时较少活动的关节、肌群的锻炼。

（3）外导内引，形松意充　五禽戏是以动为主的仿生运动类功法，根据动作的升降开合，外以形体引气，内以呼吸合形，还要蕴含五禽神韵，实则是形、神、意、气的相互配合、相辅相成。在具体练习过程中，练习者应动作柔和缓慢、呼吸细匀深长，在身形姿势正确的基础上，逐步体会皮、肉、筋、骨、关节等部位的放松，不软塌、不僵硬，做到形神合一、意气相随。

2. 练功要领

（1）注重调身，规范动作　五禽戏动作的规范是练习的基础。练功时每个动作的路线、高低、缓急、虚实要合乎规范，动作不拘不僵、柔和灵活，每一戏的手型要操作清晰、体现特色，每个动作的练习要符合健身原理，达到健身的功效。如根据中医藏象学说，虎、鹿、熊、猿、鸟五禽分别对应肝、肾、脾、心、肺五脏，虎戏即通过撑掌、虎爪、握拳的手型变化，两目怒视、两臂撑举抻拉胁肋等动作来达到疏肝理气的目的。其余各戏均通过规范的动作、神韵的变化来行气活血、调理脏腑。通过对全套动作形、神兼备的锻炼，对人体生理功能如心血管系统、免疫系统、运动系统、呼吸系统及心理状态等都有积极的改善。

（2）适度运动，由浅入深　五禽戏各戏的手型、步型、步法等各不相同，相比其他功法动作，整体较为复杂多变，对手部的精细动作、下肢的力量和平衡、躯干和四肢的协调要求较高，因此在锻炼时要因人制宜，适度适量。五禽戏中震脚上步、单腿独立、屈膝下蹲等动作较多，对加强下肢肌肉力量和平衡能力，提高膝、踝关节灵活性，以及防止老年人跌倒等有显著作用，但初学者和年老体弱者在练习时需根据自身实际情况来练习。

（三）太极拳

太极拳作为武术、拳术之一，早期曾称为"长拳""绵拳""十三势""软手"，至清朝乾隆年间（1736—1795年）山西武术世家王宗岳所著的《太极拳论》，才确定了太极拳的名称。太极拳是综合历代各家拳法，结合古代的导引术和吐纳术，吸取古典哲学和传统中医学理论而形成的一种内外兼练、柔和、缓慢、轻灵的拳术。太极拳历史悠久，流派众多，传播广泛，虽然各派在套路、推手架式、气动功力等方面有差异，但都具有疏经活络、调和气血、营养脏腑、强筋壮骨的功效。

本节所述太极拳为原国家体育运动委员会（现国家体育总局）于1956年组织太极拳专家，汲取杨氏太极拳之精华编排而成的二十四式简化太极拳，也称简化太极拳。相比传统的太极拳套路，简化太极拳只有24个动作，内容更精练，动作更规范，并且能充分体现太极拳的运动特点，其动作刚柔相济，既可防身，又能增强体质、防治疾病。

简化太极拳的操作顺序为起势、左右野马分鬃、白鹤亮翅、左右搂膝拗步、手挥琵琶、左右倒卷肱、左揽雀尾、右揽雀尾、单鞭、云手、单鞭、高探马、右蹬脚、双峰贯耳、转身左蹬脚、左下势独立、右下势独立、左右穿梭、海底针、闪通臂、转身搬拦捶、如封似闭、十字手、收势（部分招式图示见图7-11～图7-14）。

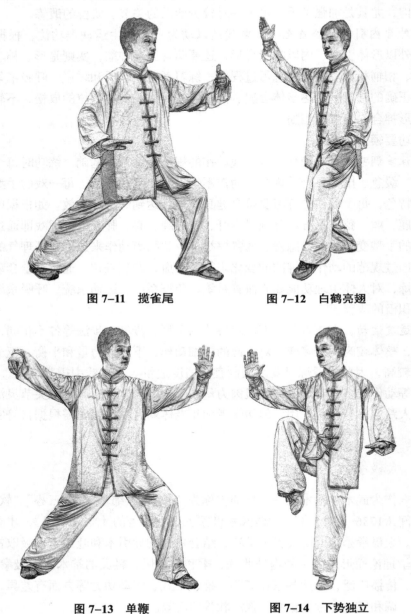

图 7-11 揽雀尾　　　　　　　　　图 7-12 白鹤亮翅

图 7-13 单鞭　　　　　　　　　　图 7-14 下势独立

1. 功法特点

（1）动作圆融，阴阳相济　太极拳的形体动作以圆为本，一招一式均由各种圆弧动作组成，拳路的一招一式又构成了太极图形。故观其动作连绵起伏，动静相随，虚实相间，圆活自然，变化无穷。

（2）内外合一，神形兼备　太极拳的锻炼要求手、眼、身、步法动作协调，注重内外合一，形神兼备。其拳形为"太极"，拳意亦在"太极"，以太极之动生阳、静生阴，激发人体自身的阴阳气血，以意领气，运于周身，循环往复，周而复始。

2. 练功要领

（1）心静神宁，意注庄中　要始终保持心神宁静，排除思想杂念，做到全神贯注。神为主帅，身为神使，意识始终兼顾动作，配合眼神，手动于外，气动于内，达到意到、形到、气到的境界。

（2）松静自然，呼吸均匀　要求全身自然放松，上身要沉肩坠肘，下身要松胯宽腰，以使经脉畅达，气血周流。呼吸要求深长均匀，与动作之轻柔圆活相应。一般吸气时动作为合，气沉丹田；呼气时动作为开，气发丹田。

（3）以腰为轴，全身协调　腰部是各种动作的中轴，动作的虚实变化皆由腰部带动。故要求以腰部为轴，全身协调，浑然一体，做到定根于脚，发劲于腿，主宰于腰，形动于指。

（四）八段锦

八段锦是我国古代的导引术，千百年来在民间广为流传。八段锦的名称是将该功法的八组动作及效应比喻为精美华贵的锦绣，以彰显其珍贵，称颂其精练完美的编排与良好的祛病健身作用。从现有文献来看，"八段锦"一词最早见于东晋葛洪撰写的《神仙传》，但未见具体功法的文字描述。两宋时期已形成坐式八段锦与站式八段锦两大类，并编撰成书，流传于世。明清时期，八段锦功法内容更为完善和成熟，在《类修要诀》《遵生八笺》《保生心鉴》等养生著作中也多有记载。此时八段锦出现了南派、北派等不同流派，并有七言歌诀广泛流传。

本节所述功法为国家体育总局专家组在挖掘整理 64 个立式八段锦版本的基础上，以《新出保身图说·八段锦》为蓝本编创的"健身气功·八段锦"，全套功法简单易学，具体的操作顺序为预备势、两手托天理三焦、左右开弓似射雕、调理脾胃须单举、五劳七伤往后瞧、摇头摆尾去心火、两手攀足固肾腰、攒拳怒目增气力、背后七颠百病消、收势（部分动作图示见图 7-15 ～图 7-19）。

1. 功法特点

（1）质朴端庄，行易效宏　八段锦的八个定式动作多源自生活，淳朴实用，不追求高难度或花哨的动作，全套功法体现出端平正直、庄严大方的特色。八段锦动作数量少，路线较简单，易学易练，运动强度和动作难度可根据练习者的年龄、性别、健康状况等进行调整。八段锦的导引动作与人体脏腑功能密切相关，八式动作各有侧重，其对气血运行、脏腑调节等的作用也因此而异。可全套练习以调理全身气血，加强脏腑功能，也可单式练习以调节改善身体局部功能。

（2）松紧结合，动静相兼　精神、肌肉、关节等的放松须贯穿八段锦功法的始终，在意念的引导下，动作舒适自然、节节贯穿。每一式动作定势时，外观上看似静止停顿，但内劲不断，肌肉继续用力保持抻拉，使身体产生适度的紧张感，再徐徐放松接着做下一个动作。如"两手托天理三焦"定势时，两手上托舒胸展体，力达掌根，脚趾抓地，上下对拔，节节抻开。通过松、紧、动、静的交替练习，达到促进气血运行、疏通经络、滑利关节、调理脏腑、平衡阴阳的效果。

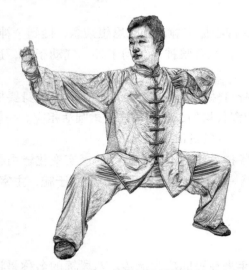

图 7-15　左右开弓似射雕

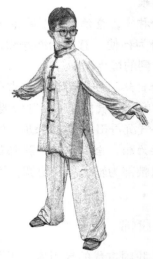

图 7-16　五劳七伤往后瞧

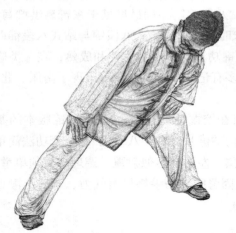

图 7-17　摇头摆尾去心火

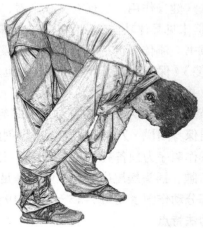

图 7-18　两手攀足固肾腰

（3）舒展柔和，圆活连贯　舒展柔和、圆活连贯是练习八段锦的基调，其蕴含着虚实、刚柔、动静、气机升降开合变化之理等，即练功时须做到动作不绵软、不僵直、不用猛力，动作路线要带有弧线，肢体转动的角度也要圆，动作的虚实变化和姿势的转换衔接不可有停顿断续之处，做到脚下实、重心稳、上下相随、心境平和。

2. 练功要领

（1）立身中正，站桩筑基　站桩是练习八段锦的基本功，更是迈向练功高层次的重要方法和途径。八段锦整套功法的所有动作始于桩、行于桩、止于桩。八段锦中站桩姿势以抱球桩为首选，是本功法的基本身形、基本动作和基本功。此外，还有无极桩、扶按桩等，通过中正安舒的身形练习使练功者的形、气、神融为一体，以此加强脏腑、气血、筋骨等功能。

（2）把握"火候"，顺其自然　练习时要把握好姿势、呼吸、意念、练功时间、练功强度等，根据练功者的健康状况和练功进度讲分寸、言适度，从练形入手，用心领悟，呼吸、意念应顺其自然。对各式动作而言，在规范的基础上可以根据实际有小的调整，如功法中较多出现的马步，可根据练习者腿部力量灵活调整马步高度。对于呼吸，开始以自然呼吸为佳，不可强硬闭气。

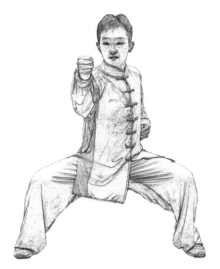

图 7-19　攒拳怒目增气力

（五）易筋经

易筋经集导引养生、传统武功、阴阳易理于一体，是我国传统健身养生的经典功法。从名称来看，"易"，有变易、改变之意；"筋"，是指筋肉、筋膜；"经"，是指规范、方法。因此，"易筋经"就是通过形体的牵引伸展来锻炼筋肉，调节脏腑经络，使身体强健的功法。明清时期以来，易筋经流派众多，这一时期也出现了易筋经十二势系列功法和大量《易筋经》专著。

本节所述功法为国家体育总局专家组在深入研究传统易筋经不同流派功法的基础上，融合七个不同版本的易筋经功法动作而编创的"健身气功·易筋经"，全套功法更加符合人体运动规律，具体的操作顺序为预备势、韦陀献杵第一势、韦陀献杵第二势、韦陀献杵第三势、摘星换斗势、倒拽九牛尾势、出爪亮翅势、九鬼拔马刀势、三盘落地势、青龙探爪势、卧虎扑食势、打躬势、掉尾势、收势（部分动作图示见图 7-20 ～图 7-24）。

1. 功法特点

（1）抻筋拔骨，易筋炼膜　易筋经之名充分体现了此功法注重变易筋骨的特点，而筋膜理论也是易筋经最具特色的功法理论基础。易筋经通过使人体骨骼、关节多方位、大角度活动，以此舒展人体各部位的关节、肌肉、肌腱、韧带等，并以此来疏通经脉、调和气血、提高身体柔韧性和灵活性。

（2）旋转屈伸，揉脊练形　不论是定势还是动作转换，躯干始终是易筋经的关键。全套功法通过躯干的旋转屈伸，强化了脊柱全方位、多层次的运动，并以脊柱带动全身形体运动。"摘星换斗势""九鬼拔马刀势"可使脊柱适度旋转和屈伸，但后者的动作幅度更大、刺激更强。易筋经通过大量揉脊运动，使脊柱得到各角度的牵引拉伸，使之保持中正、柔韧、灵活的状态。

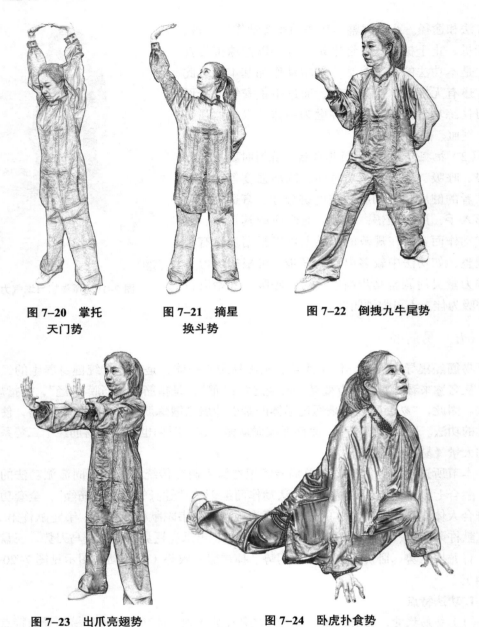

图 7-20 掌托
天门势

图 7-21 摘星
换斗势

图 7-22 倒拽九牛尾势

图 7-23 出爪亮翅势

图 7-24 卧虎扑食势

（3）刚柔相济，虚实相兼 易筋经各势动作定势时，相应的肢体肌肉处于用力收缩的状态，但其力圆柔轻盈，不使蛮力，不僵硬，动作过程中要充分放松身体部位和关节，刚柔并济，适度用力。此外，练习者还要注意各势动作间的虚实转换和意、气、形的调动次序。如在"倒拽九牛尾势"中，转腰后双臂内收、旋转，逐渐拉拽至定势是刚，为实；随后松腰再展臂是柔，为虚。通过全套功法的的练习，逐渐达到强化抻筋拔骨的功效。

2. 练功要领

（1）明悉步骤，规范学练 正确学练易筋经，首先须掌握功法基础，包括柳叶掌、荷叶掌、握固、龙爪、虎爪五种基本手型，以及并步、开步、弓步、马步、丁步五种基本步型，还有无极桩、推山桩、降龙桩等桩功和恰当的呼吸方法。手型、步型等细微要求往往容易被忽略，却可能正是影响功法效果的重要因素。如"握固"是功法中常用的手型之一，该手型拇指抵掐无名指根节内侧，其余四指屈拢收握，有助于安魂定神、收摄精气。易筋经的呼吸方法应顺其自然，并在动作熟练后主动引导使之逐步与动作、意念配合，达到练功要求。

（2）以人为本，循序渐进 易筋经的练习总体上应遵循由易到难、从浅至深、循序渐进的原则，同时要根据不同年龄、不同体质、不同疾病、不同体态等灵活选择各势动作的幅度或姿势。如三盘落地势下蹲的深度、卧虎扑食势扑地的高度和脊柱反弓的幅度、打躬势前屈的角度、掉尾势俯身下按时身体的高低和动作次数等，均须在符合动作规范的基础上因人制宜，以练习者身体健康状态或运动能力等为基础，尤其是年老体弱者，切不可急于求成或相互攀比。此外，不同练功阶段须掌握相应的练功要求：初学阶段易筋经应以调形、感受抻筋拔骨为主；中级阶段需领悟功法要领，逐步融合形、气、神，感受不同动作对身体的影响；高级阶段，则形、气、神三调合一，练养相宜。

第八章　娱乐与康养

一、娱乐康养的意义

从中医学角度来说，娱乐是指有益于身心的愉悦活动，是一种积极的"休息"，能舒畅人的心情，增加生活的乐趣，也可消愁解闷，缓解痛苦，消除或减轻急躁、愤怒等不良情绪，还可解除疲劳，促使气血流通。

娱乐康养，是指通过轻松愉快、活泼多样的活动，让人们在美好的生活气氛和高雅的情趣之中舒畅情志、怡养心神、增加智慧、运动筋骨，给人以美的享受，从而起到通活气血、锻炼身体、增强体质的作用，达到养神健形、延长寿命的目的。由于娱乐康养是将养生与娱乐相结合的一种完善形式，养、乐结合，寓养于乐，故有身心兼养的作用。

娱乐是传统中医养生的一个组成部分，在历代医学发展中有明显的发展轨迹。《欧阳文忠公全集》记载："昨因患两手中指拘挛，医者言为数运动以导其气滞者，为之弹琴可为。"欧阳修通过练习弹琴，手指的疾病果然好了。《汉书》记载汉元帝为太子时"体不安，健忘不乐"，他通过吹箫和阅读，身体竟康复了。这些事例从古至今都不少见，说明娱乐对人体养生确有帮助。

娱乐康养是用健康而美好的娱乐形式，调剂和丰富我们的生活，因此必须遵循科学合理的方式和方法，才能起到良好的作用。选择合适的娱乐形式要注意以下几点。

1. 因人制宜

根据不同的年龄、职业、文化修养、性格、气质，选择不同的娱乐形式，才能达到良好的康养作用。如脾气暴躁之人可选择一些较为安静的娱乐活动，年龄较大的人要少做运动量过大的娱乐活动等。

2. 因时制宜

因时制宜，是指根据季节等时间的特点及其与内在脏腑、气血阴阳的密切关系，选择合适的娱乐形式，如晨起可以做一些能够提升阳气的娱乐活动，睡前不要做太刺激、躁动的娱乐活动等。

3. 因地制宜

不同地域的人群，应该根据气候、地理环境的变化，选择合适的娱乐形式。如冬天在北方多选择室内的娱乐活动，在南方可以多选择室内、室外相结合的娱乐活动等。

4. 和谐适度

无论哪种娱乐活动，都要讲究一个"度"字，懂得"物极必反"的道理，不能沉迷于其中。沉迷不返不仅不能调身健体，反而还会引起许多不良的后果。娱乐太过，就会成为《素问·上古天真论》所谓的"务快其心，逆于生乐"背离养生之道的行为，于身体非但无益，反而有害。

二、娱乐康养的方法

娱乐康养的方法很多，传统的娱乐活动有琴棋书画、花鸟鱼虫、旅游观光、艺术鉴赏等；常见的现代娱乐活动有电影、电视、唱歌、跳舞、游戏、上网、聊天、看书，等等。按照其侧重点可以分为两种娱乐活动：一种重在健身，一种重在养心。重在健身的娱乐活动是指要亲身参加娱乐活动的操作，如弹琴、唱歌、跳舞、下棋、莳花弄草、写书绘画等；重在养心的娱乐活动则是观赏以"娱耳目，乐心意"，如观看各种文娱活动的表演，这对情绪不好和有情志疾病的人来说，能产生较好的养生效果。这两种娱乐活动各有利弊，但只要参加得当，都能增强养生的作用。

1. 琴与音乐

琴是我国一种古老而富有民族特色的弹弦乐器，因常与瑟一起演奏，故常有琴瑟并称。琴瑟之音，是指音色优美动听的乐曲，若从广义上讲，就是指音乐。欣赏音乐可以使人情绪改变，而弹拨或唱歌则不仅可以调节情志、怡养心神，还可直接宣泄情绪。《礼记·乐记》曰："诗言其志也，歌咏其声也，舞动其容也，三者本于心，然后乐器从之，是故情深而文明气盛，而化神和神，积中而英华发外。"所以，养生的音乐，只能是文明健康、美妙动听而感人的音乐；消极颓废的音乐而非养生所宜。

（1）抒发情感，调节情志　音乐使人的感情得以宣泄，情绪得以抒发，因而令人消愁解闷，心绪安宁，胸襟开阔，乐观豁达。

（2）调和血脉，怡养五脏　音乐通过调节情志，使人欢悦，故周身脉道通畅，气血条达。古人认为五声音阶中的宫、商、角、徵、羽五音，分别于五脏有不同的调节作用。宫音悠扬谐和，助脾健运，旺盛食欲；商者铿锵肃劲，善制躁怒，使人安宁；角音条畅平和，善消忧郁，助人入眠；徵音抑扬咏越，通调血脉，抖擞精神；羽音柔和透彻，发人遐思，启迪心灵。

注意事项：欣赏歌曲音乐时，要根据不同的时间、身体状态，选择适合自己的音乐，适度适量，保持心情舒畅即可，若太过沉迷其中，反而对身体健康无益。

2. 弈棋

我国棋类有很多种，如围棋、象棋、军棋，变化万千，趣味无穷。弈棋时，精神专一，意守棋局，杂念皆消，神情有弛有张。古人有"善弈者长寿"之说，弈棋不仅是紧张激烈的智力竞赛，更是有利身心的娱乐活动。

（1）养性益智　下棋是一种静中有动、外静内动的活动，需要凝神静气、全神贯注。神凝则心气平静，专注则杂念全消，棋盘上瞬息万变的形势，要求弈者开动脑筋，这是思维的较量。

（2）锻炼思维 下棋是一种有意义的脑力活动，经常下棋能保持智力聪慧不衰。

（3）舒畅身心 与棋友会棋，能增进朋友之间的往来，也可使人精神愉快，身心舒畅。

注意事项：饭后不宜立即弈棋，不利于饮食消化；弈棋时间不要过长，会引发大脑疲劳和下肢酸痛；弈棋时，不要情绪过分紧张、激动，不争强好胜，不计较得失，保持心平气和。

3. 书画

练字、作画，融学习及艺术欣赏于一体。《老老恒言·消遣》曰："笔墨挥洒，最是乐事。"又曰："法书名画，古人手迹所有，即古人精神所寄……审其佳妙，到心领神会处，尽有默默自得之趣味在。"

（1）调畅气血，通经活络 习书作画要有正确的姿势。头部端正，两肩平齐，胸张背直，两脚平放，这样才能提全身之力。写字作画时必须集中精力，心正气和，灵活自若地运用手、腕、肘、臂，从而调动全身的气和力。这样很自然地通融全身血气，身体内气血条达，五脏和谐，百脉疏通，体内各部分功能得到调整，促进了血液循环和新陈代谢，精力自然旺盛。

（2）宁神静气，养心易性 习书作画可以使心理达到平衡，即学然后知不足，知不足乃能立志进取。进取总使人欣慰，一旦有所长进，便会自得其乐，心情愉快。在练习书画时，身体经常处于内意外力的"气功状态"，使人神、形合一。长时间沉浸于书画之中还有移情易性的效果。习书作画不仅意在心中，还须力在笔端，这便锻炼了筋骨，使气血流通。

注意事项：①劳累之时或病后体虚，不必强打精神，本已气虚，再耗气伤身，会加重身体负担，不易恢复。②大怒、惊恐或心情不舒，不宜立刻写字作画。③饭后不宜马上写字作画。④"功到自然成"，不可操之过急，要持之以恒，坚持经常练习。

三、现代娱乐项目

现代娱乐项目包含唱歌、跳舞、聊天、读书、观看影视作品等。

1. 唱歌

中医学认为，气为血帅，有推动血液运行的作用。气行则血行，气滞则血滞。唱歌正是声带及各肌肉组织与器官疏导协调的结果，过程中最重要的是气的运动。

（1）调畅气血，强健心肺 放声歌唱不但可以增加面部肌肉运动，改善颈部、面部血液循环，还能增加人体的肺活量，减慢心肺功能衰退，被誉为"增氧健身法"。唱歌时肺的呼吸加速，会增加气血运行，多吸入清阳之气有助于增加正气。

（2）自娱自乐，疏肝解郁 唱歌不但可以培养积极向上、正能量的好心情、好心态，还能够宣泄人的感情，吐出心中郁气，也可以通过气机的梳理升发疏解肝气的郁结。

注意事项：唱歌时应选择不影响他人的环境，要注意保护好自己的嗓子，适当地练唱。大声地歌唱容易使歌唱器官受损。在没有能力唱高音之前，切忌做高音练习。每次练习应有新鲜感，精神集中，感兴趣地练习。

2. 跳舞

跳舞既能抒发情感，也可活动肢体，调畅气血；在音乐和歌声中，舒展身体，轻歌曼舞，畅情志、动筋骨，使人情动形动，从而起到动形健身的作用。舞蹈是一种集艺术、音乐、消闲、娱乐于一体的活动，对身体健康、心理保健都十分有益。舞蹈具有多种保健功能。

（1）增强心肺功能，调节代谢 跳舞可促进心肌收缩，使心脏输出的血量增加，血流加速，这对心脏是一种锻炼，对预防冠心病有一定的作用。跳舞还可使新陈代谢率增加60%～80%，对糖尿病、肥胖症等病症有防治作用，对超重者则起到减肥作用。

（2）安定神志，舒筋活络 跳舞可缓和神经肌肉的紧张，从而起到镇静作用。特别是对伏案工作者而言，紧张的大脑皮层细胞可以得到放松，获得最佳的休息。舞蹈以腰部运动为主要特点，对健身也十分有益。中医学认为，人体的十二条经脉大部分都与腰腹相通，纵向环绕于躯干中轴线的督脉与任脉也是经腰腹的，腰部扭动，则全身经络动，这就增强了对全身锻炼的效果。

注意事项：跳舞的场地应选择宽敞、通风的场所，避免人员拥挤、空气浑浊的场所，以免影响健康。跳舞的时间也不要太长，动作不要太激烈。老年人可以选择节拍小的舞蹈，如扭秧歌、中慢步舞、扇子舞等有氧、中等强度的舞蹈。

3. 聊天

愉快轻松的聊天，对每一位参与者都是一种疗愈的过程，谈论生活的美好、鉴赏艺术品或是谈论音乐等，能营造出一种快乐的氛围，尤其是在谈论人生哲理的话题当中，每个人都能重新审视自己的人生，从而使身心都会受益，这也是很多人喜欢听知名学者谈论人生话题的原因。

（1）交流思想，促进思考 人们在一起聊天时，既可获取信息、拓宽知识面，又可使自己产生满足感。聊天还可以锻炼大脑，在与他人的沟通中，保持大脑的活力，提升思维的敏捷性，符合"用进废退"的科学道理。

（2）拓展交际，排解郁闷 聊天时会遇到志趣相投的同志，可以广交朋友。人生中有多个朋友，生活中就有多扇"窗户"，生活会变得更加丰富多彩。当遇到烦心事时，切忌独生闷气，找人聊天可以排泄心中的不快。

注意事项：在聊天的时候不要只顾着自己说话，要注意对方是否在听，还要看看对方是否感兴趣。有不同的意见是很正常的，需要宽和以待，耐心聆听。

4. 读书

读书是获取他人已预备好的符号、文字并加以辨认、理解、分析的过程，有时还伴随着朗读、鉴赏、记忆、学习知识的行为。读书的好处不胜枚举，如学习知识、培养爱好、开阔视野，能达到愉悦身心、消除烦恼的目的。

（1）预防衰老，提高记忆 每一本书，都有它存在的价值。在读书的时候，读者完全可以感受到作者的喜怒哀乐，或者是作者想表达的效果。经常感受别人的喜、怒、哀、乐，大脑始终保持兴奋和好奇的状态，才会青春永驻。

（2）集中精力，有助减压　读书需要集中精力，特别是读长篇小说。小说中的每一个人物都需要牢记，可以使人注意力更集中。当今社会，人们背负的压力太多，往往导致人体免疫力下降，长此以往会引发身体各类疾病。多读书，走进别人的世界，感受作者传达的思想，开拓世界观、价值观，能够让人感受的压力大幅减少。

5. 观看影视作品

影视作品是一种通过摄影机拍摄记录在胶片上，通过播放器放映出来的一种已完成艺术作品的统称。影视作品也是一种艺术作品，将摄影艺术与声音结合，融合了视觉和听觉艺术，现代亦可作为一种娱乐项目。好的影视作品对康养有一定意义。

（1）扩宽眼界，增长知识　优秀的影视作品可以使人们开拓眼界、了解社会、助长见识、跟上时代的脚步，实现受人尊重的需要。

（2）调节情绪，舒缓压力　优秀的影视作品可以让人融入情节、忘掉纷杂、调节心神、转移不良情绪，有益于人们的身心健康。年轻人看综艺节目可以缓解压力，老年人看电视剧则有益于排解寂寞。

注意事项：观看影视作品时要选择好时机和内容，注意姿势，不宜躺卧，不宜久坐，时间不应过久，注意距离和光线。

第九章 浴身与康养

一、浴身与康养概述

（一）浴身康养的含义

浴身康养是利用不同温度、压力、溶质和浓度的水，以不同的方式作用于人体以防病治病的方法。希波克拉底就曾提出使用温泉作为浴身康养的治疗方法，我国亦有温泉疗法的记载。

（二）浴身康养的功效

浴身康养的功效很多，主要有放松肌肉、再生复活脑细胞、增加血液氧气、促进血液循环、清洁毛孔、清除体臭、去除皮肤老化角质层等，原理是通过各种水疗设备的交替使用，水中的富氧被人体吸收，以及水疗对人体穴位的按摩达到治疗和保健的作用，给人以活力和健康。

（三）浴身康养疗法起治疗作用的基础因素

1. 温度刺激

水温高于或低于人体温度，会产生温热或寒冷刺激，进而产生不同的反应，人体对寒冷刺激的反应迅速、激烈；而对温热刺激的反应则较为缓慢、不强烈。水温与体温之间的差距越大，反应越强；温度刺激范围越广、面积越大，刺激越强。水疗时可逐渐增加刺激强度，以维持足够的反应。

2. 机械刺激

（1）静水压力刺激 在普通盆浴时，静水压力为 40～60g/cm。若患者盆浴时出现胸部及腹部受压迫感、呼吸困难，此时需用力呼吸来调节气体的代谢。

（2）水流的冲击刺激 淋浴、直喷浴、针状淋浴可产生很大的机械刺激，能引起明显的血管扩张并兴奋神经系统。

（3）浮力刺激 基于浮力作用，人在水中活动较为省力。对于褥疮、烧伤、多发性神经炎患者来说，浸浴可免去身体的压力，同时借助水的浮力能在水中运动。肌肉痉挛和萎缩者能在水中进行按摩等治疗。

3. 化学刺激

淡水浴用水，包含了微量矿物质。若向水中加入少量矿物盐类、药物和气体，化学性物质的刺激可加强水疗的功效并使得人体获得特殊的治疗作用。

（四）浴身康养的影响

浴身康养对人体各系统的影响是温度、机械、化学等刺激的结果。

1. 皮肤

皮肤具有丰富的血管和神经末梢。因而皮肤血管的扩张或收缩对体内的血液的分布状况能产生着很大的影响，如皮肤毛细血管扩张时可以容纳全身血液的1/3。皮肤上具有大量的脊神经和植物性神经的神经末梢，对末梢神经的刺激，可影响中枢神经和内脏器官的功能，达到消炎、退热、镇痛、镇静、催眠、兴奋、发汗、利尿和降低肌肉韧带紧张度、缓解痉挛、促进新陈代谢、改善神经系统调节功能等目的。

2. 心血管系统

全身冷水浴时，初期毛细血管收缩，心搏加快，血压上升，但不久又出现血管扩张、心搏变慢、血压降低，立刻减轻了心脏的负担。因此，有专家认为寒冷能提高心肌能力，使心搏变慢，改善心肌营养。

温水浴时，全身血管扩张，脉搏增快，血压下降，体内血液再分配。若血液再分配改变急剧，会出现一些脑血管循环量降低的症状，如面色改变、头重、头晕、头痛、耳鸣、眼花等，常见于体弱、贫血或高血压病、有脑充血倾向的患者。故应密切注意患者，尽量避免发生上述症状。

全身热水浴时，血压开始上升，继而下降，然后再上升。先是在高温下血管发生痉挛，继而血管扩张，心跳加快，心脏负担加重，健康人和心脏代偿能力良好者这种表现明显。

3. 肌肉

一般认为短时间的冷刺激可提高肌肉的应激能力，增加肌力，减少疲劳；长时间的冷刺激可引起组织内温度降低，肌肉僵直，造成活动困难；温热作用可以解除肌肉痉挛，提高肌肉工作能力，减轻疲劳，同时在热作用下，血管扩张，血氧增加和代谢过速，有利于肌肉疲劳的消除。

4. 泌尿

寒冷的刺激使尿量减少，冷水浴时出汗少，这使排尿量相对增多。温热刺激能引起肾脏血管扩张而增强利尿作用，但在热水浴时，由于大量出汗，排尿量反而减少。长时间温水浴后血液循环改善，一昼夜内钠盐和尿素的排出量增加。

5. 汗腺分泌

热水浴后汗腺分泌增强，排出大量汗液，损失大量氯化钠，出现身体虚弱的情况，个别患者出汗过多，应补充盐水。随着出汗，有害代谢产物和毒素排出增多，这样的液体流失，血液浓缩，组织内的水分进入血管，促进渗出液的吸收。

6. 呼吸

瞬间的冷刺激使吸气加深，有时也出现呼吸停止和深呼气，呼吸节律加快加深。热刺激可引起呼吸节律快和表浅，长时间温水浴后呼吸减慢。

7. 身体

全身温水浴能引起体液比重的增加，血红蛋白增加 14%，红细胞增加百万以上，白细胞数量也有增高，氧化过程加速，基础代谢率增高。冷水浴增加脂肪代谢、气体代谢及血液循环，促进营养物质的良好吸收。热水浴（40℃以上）后先神经兴奋，继而全身疲劳、欲睡。

（五）浴身康养分类

1. 根据水的温度

冰水浴 0 ~ 4℃；冷水浴 5 ~ 25℃；低温水浴 26 ~ 32℃；不感温水浴 33 ~ 35℃；温水浴 36 ~ 38℃；热水浴 39 ~ 42℃；高热水浴 > 43℃。

2. 根据水的成分

海水浴、淡水浴、温泉浴、药物浴（中药浴）、矿泉浴、气水浴。

3. 根据水的形态

冰水浴（冬泳）、水浴、气浴。

4. 根据水的作用部位

（1）全身浴　全身擦浴、全身浸浴、全身冲洗浴、全身淋浴、全身包裹浴。

（2）局部浴　局部擦浴、局部冲洗浴、手浴、足浴、坐浴、半身浴。

5. 根据水的作用方式

擦浴、冲洗浴、浸浴、淋浴、湿包裹、其他特殊浴疗法。

6. 根据水压

低压浴：101kPa；中压浴：101 ~ 202kPa；高压浴：202 ~ 404kPa。

7. 根据水的机械疗法

（1）涡流浴。

（2）气泡沸腾浴。

（3）水中按摩。

（4）水中冲洗。

8. 其他疗法

（1）浴的形式　①气泡浴。②人工碳酸浴。③沙浴：湿性、干性。④药浴。⑤肠洗浴。⑥刷洗浴。⑦电水浴：全身电水浴、四槽浴（局部浴）。

（2）淋浴与冲洗　①喷淋：短时间喷淋、苏格兰式喷淋（交替冲洗）。②冲洗：冷冲洗、交替冲洗、温冲洗。

（3）蒸汽形式　①蒸汽浴、全身浴（俄国浴）、蒸汽箱浴局部。②蒸汽喷淋。

（4）水的化学疗法　各种温泉浴、药物浴。

二、浴身分类

（一）冷水浴

1. 概念

冷水浴，即冷水澡，就是用冷水洗澡，能提高人体对寒冷刺激的适应能力，当人体接触冷水刺激时，皮肤血管急剧收缩，使大量血液流向人体深部组织和器官，继而扩张皮肤血管，大量血液又流向体表。这样，全身血管都参加了舒缩运动，可以增加血管的弹性，加强身体血液循环，改善血液质量，防止血栓形成，有利于防治动脉硬化、高血压和冠心病。冷水浴时，由于血液的重新分配和骨髓造血功能的增强，能使血液里的红细胞和血红蛋白增多，从而使人的面色红润、精力充沛。同时，此种锻炼能帮助增加皮下组织的养分供应及皮脂腺分泌，使皮肤健康、富有弹性、皱纹消失，这些都具有显著的美容作用。冷水浴还能通过加深呼吸、增加膈肌活动度、加大肺通气量而增强肺功能。通过促进胃肠蠕动，能有效地改善消化功能，对慢性胃炎、胃下垂、便秘等有一定的辅助治疗作用；通过增加热量释放、减少脂肪在皮下堆积，能起到减肥作用。冷水浴的另一个好处是在锻炼体魄、增强抗寒能力的同时，减少感冒等疾病的发生。

2. 注意事项

（1）冷水浴适宜的水温是20℃。开始浸泡时间宜短，2～3分钟即可，以后逐渐延长到10～15分钟，一般认为不宜超过15分钟。如水温低于20℃则应相应缩短时间，水温越低，时间应越短。

（2）冷水浴按作用由弱到强，依次为擦身、冲洗、淋浴、游泳等。

（3）一般从冷水擦身开始，适应后再转为其他的方法，并坚持到秋天或冬天。

（4）冷水浴应该循序渐进、坚持不懈，才能收到预期的效果。

（5）进行冷水淋浴或游泳时，须做准备活动。剧烈活动及饭后不宜马上进行冷水浴。

（6）体质虚弱、患有严重器质性疾病、发热者，以及酒后、妇女经期不宜进行冷水浴。

（7）进行冷水浴时，要注意自我感觉和体重等变化，如出现身体不适、体重减轻、失眠和食欲下降等，应暂停冷水浴。

许多人爱在夏天满头大汗时用冷水洗头，这样很容易引发头痛。因为颅内的动脉血管对疼痛很敏感，在高温季节运动劳作后头部易出汗，这时血管扩张，如果用冷水冲洗，有可能引起颅内血管功能异常，发作时会有头发晕、眼发黑和呕吐的现象，严重时还能引发颅内出血，所以在大量运动后一定要用温水头洗，患有心脑血管病的老人更要注意。

（二）热水浴

1. 概念

热水浴是常见的一种休浴方法，若有条件，每天临睡前洗个热水浴，对健康十分有利。在人的体表约有数百万个汗腺，每天从皮肤排泄的汗液量非常多。皮肤上还有皮脂腺，经常分泌油脂样物质，其与汗液、灰尘混杂在一起，形成污垢。污垢积到了一定程度，可堵塞汗腺，促进细菌生长，有时还会引起汗斑、毛囊炎、疖、痈、脓疱疮等皮肤病。用热水沐浴可以清除皮肤上的污垢，保持汗腺通畅，提高皮肤的代谢功能和抗病能力。清洁的皮肤表面呈酸性反应，能抑制细菌的生长。洗一次热水浴，可清除皮肤上数千万甚至上亿个微生物，故热水浴有"消毒的热床"之称。热水浴能促进代谢，消除疲劳，提高神经系统的兴奋性，导致血管扩张，促进血液循环，改善组织和器官的营养状态。同时，还可以降低肌肉张力，解除肌肉痉挛，使肌肉放松，以消除疲劳。血液中的乳酸含量是疲劳的标志，人体在劳动或运动后，血液中的乳酸含量增加，就会产生疲劳感。热水浴可以加快新陈代谢，提高人体分解乳酸的速度。

热水浴还具有辅助治疗功效，临床上可用其辅助治疗感冒初期、慢性关节炎、骨折愈合后及其他一些慢性疾病。此外，热水浴具有镇静作用，对于睡眠欠佳或经常失眠的人，临睡前洗个澡可促进睡眠，提高睡眠质量。

2. 作用

（1）加快血液循环速度　一般而言，老年人活动少，血流速度较缓慢，血小板易聚集，特别是高脂血症患者，血液的黏度大，血流缓慢时更易形成血栓，堵塞脑内小血管与冠状动脉，从而诱发脑卒中或心肌梗死，严重时危及生命。热水浴可加快患者血液循环速度，减少血栓的形成。

（2）增强泌尿功能　由于热水浴时血液循环加快，流过肾脏的血量也相应增大，使肾脏中的尿生成增加，可减少肾结石形成的概率。

（3）增强消化功能　热水浴时，毛巾刺激有关穴位，可增强胃肠道蠕动功能，增加消化腺分泌，从而使消化功能得到增强。这对中老年人颇有益处，因为中老年人胃肠道功能减弱，容易出现便秘。可见，热水浴也是一种防治便秘的良方。

3. 注意事项

饭后不宜洗热水澡。因饭后流至消化系统的血量增大。这时洗热水澡，皮肤血管也扩张，流至体表的血流量增加，就会导致流至大脑的血量减少，引起脑供血不足，常可使人发生晕厥，倒在浴缸里或头部碰撞在硬物上，都是很危险的。

不宜站立洗澡，最好购置浴缸座，让中年人坐着淋浴或盆浴。中年人的血压调节能力下降，站立时间较长时，下肢的血液不易回流到心脏，引起血压下降，可导致站立性晕厥，一摔跤就容易发生骨折，甚至发生出血性脑卒中。

洗澡时用力及动作幅度不宜太大，速度不宜快，这一点对患有心脏病的患者很重要，可以避免虚脱。

（三）蒸汽浴

1. 概念

蒸汽浴是指在一间具有特殊结构的房屋里将蒸汽加热，人可在弥漫的蒸汽里沐浴。蒸汽浴包括古典蒸汽浴和现代蒸汽浴：①古典蒸汽浴：在浴室内将壁炉或地炉上几块特殊的石头加热，然后熄灭炉火，往石头上泼水产生蒸汽，当温度、湿度达到一定标准，即可入浴。②现代蒸汽浴：恒温控制电加热器将石头加热。

标准蒸汽浴室设施应包括以下几部分：候浴厅、更衣室、淋浴室，木质结构的蒸汽浴室，含有冷水池的降温室、休息室、盥洗室，有的还设按摩室、人工日光浴室等。在我国，蒸汽浴是一种历史悠久的传统保健疗法。

2. 作用

（1）蒸汽浴是一种全身性透热疗法，促进血液循环及新陈代谢，增加血液循环，减少血脂和胆固醇含量，恢复人体正常的生理功能。

（2）蒸汽浴的作用，刺激了血液中白细胞数量增多，提高人体免疫力。

（3）蒸汽浴导致体外温度变化，有利于血管的扩张和收缩，能防止动脉硬化。

（4）蒸汽的熏蒸过程中，人体过剩的脂肪被分解和消耗，同时还有利于表皮细胞的新生，消除皮肤松弛，起到减肥健美的作用。

3. 使用宜忌

蒸汽浴时，宜根据个人具体情况选定适当温度、湿度和停留时间。健康人在干热蒸汽浴（温度 80 ～ 90℃，湿度 20% ～ 40%）室内，平均耐受时间为 17 分钟左右；在湿热蒸汽浴（温度 40 ～ 50℃，湿度 80% ～ 100%）室内，一次最多可停留 19 分钟。

降温时所用冷水温度及持续时间因人而异，原则上不应出现寒战或不适感。最好以温热水浴足来结束沐浴。浴后休息半小时以上，同时喝些淡盐水或果汁补充体内的水分和电解质。每次就浴包括休息需 1.5 ～ 2.5 小时，一般每周 1 次。

蒸汽浴的注意事项与冷、热水浴大致相同。儿童、少年入浴时间不宜过长，以 10 分钟为宜；运动员训练及赛前 1 ～ 2 天不应做蒸汽浴，而应在运动后进行。

（四）矿泉浴

1. 概念

温泉（hot spring）是泉水的一种，严格来说，是从地下自然涌出的自然水，泉口温度显著地高于当地年平均气温而又低于（或等于）45℃的地下水天然露头称为温泉，并含有对人体健康有益的矿物质水。

矿泉浴在治疗某些慢性病方面有独到的作用，往往优于某些药物治疗。浴用法是矿泉疗法中常见的形式，根据矿泉的性质、疾病，以及患者体质的不同，又有不同的浴法。临床中较为常见的方法有浸浴、淋浴、运动浴、机械水浴等。

矿泉疗法主要是指用矿泉浴来达到治疗目的的方法。其治疗的基础为机械压迫效应、温度效应和化学刺激效应。这些效应的综合作用可达到镇静止痛、改善血液循环等作用。

2. 种类

全身浸浴是矿泉浴常见的方法，使人体充分地接触矿泉水，从而产生显著的生物效应。浸浴时矿泉中的化学成分可通过两种形式对人体产生作用。

矿泉水中的物质经皮肤进入人体，并与人体经皮肤向矿泉水排除物质。如低渗矿泉浴能溶解皮肤中的氯化物、胆固醇、糖；在酸性泉浴中皮肤排出钾离子和钙离子，在碱性泉浴中皮肤排出氯离子。应用放射性同位素研究证实，矿泉水中的某些离子在浸浴时可进入人体，进入人体的量与泉温、泉水中的离子浓度、入浴时间有关。不同理化特征的矿泉，对人体作用各不相同。酸性泉对皮肤有收敛作用；碱性泉可促进上皮脱落；氮泉有增强人体免疫功能的作用；砷泉能降低血糖，有拮抗甲状腺素等作用。

全身浸浴的方法有卧式及坐式两种。卧式即浸浴时采用半卧位，浴者要静仰卧浸泡在浴盆或浴池中，头颈部及前胸大部露出水面，水面不超过水平。坐式即采用坐位浸浴，浴时仅头部露出水面。卧式浴易为患者接受，对心肺脏器负担较小；坐式浸浴多适用于体质较好的浴者。

3. 作用

温泉治病并非无稽之谈，温泉在地下流动时，溶解了地下的许多矿物质和微量元素。这些物质对于人体健康有着十分重要的作用，比如硒，因此人们可以通过泡温泉吸收这些对人体有益的物质。同时，温泉的物理性能和化学成分通过神经体液机制作用于人体，会使人体产生极其复杂的生物物理学变化，从而达到调节作用，使全身各系统功能均趋于正常化的作用。水温在 25℃ 以上，可溶性固体成分在 1000mg/L 以下，能达到舒展筋骨、缓解疲劳、疏通经络、延年益寿等目的，同时可起到舒张毛孔、吸收营养、润肤养颜、抵抗衰老等作用。温泉治时的冷热交替及矿物质作用可刺激皮肤收张，增强皮肤适应力和弹性，润肤养颜，抵抗衰老。

矿泉浴同时也具有其他好处：强健心肌、促进循环、血管畅通、预防"三高"。冷热交替可增加心脏张缩功能，促进血液循环，刺激心脑血管畅通，预防高血压、高血脂、高血糖，调节神经、增强免疫、预防疾病。冷热交替及矿物质作用可提高生理功能，调整内分泌，增强免疫力，预防感冒。

（五）药浴

1. 概念

药浴是指在浴水中加入药物的煎液或浸液，或直接用中药蒸汽沐浴全身或熏洗患处的康养方法。药浴除本身的理化作用外，主要是使药物水溶液的有效成分经体表和呼吸道进入体内发挥作用。药理研究证实，药物气味进入人体后，能提高血液中某些有益物质的含量，从而达到防病强身的目的。古代养生家也认识到药浴的保健作用。《老老恒言·盥洗》记载："春二月二日枸杞煎汤具浴，令人不病不老。"民间春节的五香汤、夏天的五枝汤都是药浴代表。

中药药浴中有独特的皮肤渗药物，可以帮助药物快速地渗透到自身的皮肤组织内。

快速进入到人体的血液循环，使药力快速作用于全身，可以达到一个很好的保健功效。同时，药浴中的药物成分渗入皮肤还可以大大增强人体的身体素质，达到一个预防疾病的效果。药浴还可以很好地促进体内毒素排出的功效，可以减少自身出现多种皮肤病的问题。

2. 使用方法

（1）溶解。用十倍于药包（粉）的开水浸泡 5 ~ 10 分钟。

（2）调好水温：根据自己的耐热习惯在 39 ~ 45℃来调整水温，如果首次泡浴没经验，水温就调到夏天 39℃、冬天 42℃，并且在泡浴过程中适当调整温度。

（3）把溶解好的药包和药水同时倒入木桶里以后，用手揉捏药包，把里面的有效成分挤压出来。

（4）首次泡药浴因为没有经验，所以有一些身体反应后就感到害怕，不敢再泡，只要还在耐受范围之内，鼓励自己多坚持一段时间，最好达到 10 分钟以上。另外，可以采用中间休息 2 ~ 3 次、每次 3 分钟的方法来缓解身体不适，只要累计泡浴时间达到 20 分钟即可。

（5）根据反应调整水温：不同人的耐受力有很大差别，所以第一次进水 5 ~ 8 分钟时根据对于水温的感受，及时调整水温，以达到最佳的效果，否则水温高了会感到难以忍受，水温低了又没有效果，直到泡浴几次后对水温的耐受力有了把握，根据经验就可以把温度调整到位，达到满意的效果。

3. 注意事项

（1）中度以上高、低血压史，以及心脏功能不良者慎用药治。

（2）有严重哮喘病者应避免使用药治，或遵医嘱。

（3）皮肤有较大面积的创口时慎用药治。

（4）孕妇及女士月经期间避免使用药治。

（5）具有严重过敏史的人慎用药治。

（六）其他浴身方法

1. 涡流浴

利用马达产生涡流，作用于人体的治疗方法，具体操作技术如下。

（1）根据患者治疗部位，选择合适的涡流浴装置，并进行检查。

（2）注入 2/3 容量浴水，水温 37 ~ 43℃，打开涡流开关、充气开关。

（3）上肢治疗的患者脱去上衣，下肢治疗者脱去裤子。

（4）患者采取舒适体位，将肢体浸入水中进行治疗。

（5）治疗过程中保持恒温，水流强度要适中。

（6）治疗始终应使患者感觉全身舒适，精神爽快，无疲劳，时间为 5 ~ 20 分钟。

2. 气泡浴

气泡浴是将浴水中的气泡作用于人体，对人体产生细微按摩及冷热温度差的作用方法。

（1）检查气泡装置是否完好。

（2）将气泡发生器放在浴盆底部，放入 2/3 容量的浴水，水温为 36 ～ 38℃，开动气泡发生器，使水中充满足够量的气泡。

（3）让患者脱去衣服，进入水中，水面不超过剑突部，浸泡时间为 10 ～ 20 分钟。

（4）治疗后让患者出水，擦干皮肤，穿衣，休息 20 分钟再离去。

3. 哈伯特槽浴

操作方法如下。

（1）检查升降装置，清洁浴槽，注入 2/3 容量的浴水，水温为 38 ～ 39℃。

（2）把患者置于升降的担架上，脱去衣服，轻轻按动水控制键，升降担架，转动方向，使患者进入水中。

（3）操作人员在槽外指导和帮助训练。

（4）治疗时间为 10 ～ 30 分钟，可开动肩、腰、大小腿部喷嘴，形成涡流，增强水注冲击。

（5）治疗结束后，按动出水控制键，升降机将患者徐徐升起出水。擦干患者皮肤，穿好衣服，排空槽水。

（6）治疗中如出现不适应立即停止治疗。

4. 步行浴

步行浴是步行训练的理想方法，目前国内尚未开展。由槽及油压升降机两部分组成，长 3.3m、宽 1.3m、水量 2L，可进行步行训练。具体操作方法如下。

（1）检查升降机设备状况，在步行浴槽内放入 2/3 容量的水，水温为 38 ～ 39℃。

（2）可进行仰卧位训练、坐位训练、起立训练、站立平衡训练及步行训练。

（3）治疗中水可注入空气，使步行浴有气泡浴作用，治疗时间为 15 ～ 20 分钟。

5. 超声波浴

操作方法如下。

（1）治疗前检查机器：导线通电良好；排水管通畅（水冷式）；各电键、电钮处于零位；仪表指针均应处于零位。

（2）根据患者治疗需要，选取适宜体位并充分暴露患者的治疗部位。

（3）按所用机器的使用说明，依次接通电源，调节输出，选择剂量进行治疗，计时。

（4）治疗完毕，依治疗相反的次序关闭各种调节器与开关。

（5）患者出浴后擦干皮肤，让其充分休息。

（6）医师询问治疗反应并做好记录。

6. 岩盘浴

岩盘浴是使入浴者睡在含有多种对人体有益元素的天然矿石板上，加热至 42℃，岩盘石所发出的远红外线和高浓度的负离子，使人体皮肤深层大量出汗，能有效地排出体内毒素，可起到减轻关节疼痛、消除疲劳、增加新陈代谢、促进细胞活性化、提高人体的自然治愈力的作用。为了达到排汗的目的，岩盘浴这种不需要运动、不需要蒸汽的排汗方法是很舒适的，特别是对于女士，想要漂亮、减肥、使肌肤光滑而富有弹性、提高新陈代谢，泡岩盘浴是一种非常好、舒适的选择。

岩盘浴的健康效果如下。

（1）改善血液循环，增加血液流量，提高血液的含氧量，促进细胞活性化。

（2）改善淋巴液循环，促进汗液分泌，加快排除体内有害毒素，提高人体免疫力。

（3）促进脂肪代谢，降低血脂及胆固醇，达到减肥瘦身的效果。

（4）改善过敏性皮炎，保持皮肤湿润、光滑细腻。

（5）减缓关节、肌肉、神经疼痛，对关节炎、肩周炎、颈椎病、手足寒冷有辅助疗效。

（6）消除疲劳，改善睡眠，减缓自律神经失调症状，释放患者紧张的精神压力。

（7）保持头发光泽滋润，抑制头屑、脱发。

（8）减缓更年期障碍，预防过早衰老。

7. 泥浆浴

泥浆浴，又称热矿泥浴，是用泥类物质以其本身固有温度或加热后作为介体，敷在人体某些部位上，将热传至肌体，与泥浆中化学成分、微生物等共同作用从而达到健身防病的效果。我国晋代医书《肘后备急方》和唐代《备急千金方》均有泥疗法的记述，且亦有"北有辽宁汤岗子，南有五华汤湖泥"的说法。

第十章　康养常用中西医结合护理技术

第一节　康养常用的中医护理技术

一、推拿护理

（一）目的

通过手法刺激，加速人体血液循环，促进组织修复，改善皮肤、肌肉营养状况，提高人体抵抗力，促进患者康复。

（二）操作前评估与准备

1. 评估　医护人员核对并了解患者年龄、体质、文化层次、既往史、当前主要症状、发病部位等相关因素，对女性患者还须了解经孕史；了解当前精神状态、心理状态和对疾病的认识；评估环境是否光线充足、清洁、干燥、安静。

2. 准备

（1）患者准备　医护人员向患者解释操作目的、主要步骤、配合要点及相关事项，如可先排空大小便，取下发饰、眼镜等物品，穿宽松衣服等。医护人员向患者说明所用推拿手法的作用及可能产生的不良反应，取得患者和（或）家属对执行该操作的知情同意。医护人员检查患者的发病部位及局部皮肤情况，注意施术部位肌肉的厚薄、筋骨的盛衰、耐受能力等，并根据需要协助患者取安全舒适卧位。必要时做好遮挡及保暖工作。

（2）用物准备　医护人员备推拿专用床（或硬板暂空床）、高低不等的凳子（旋转凳）、靠背椅、各种规格的软垫或大小不等的枕头、大毛巾等，按实际情况备推拿介质（如滑石粉、生姜水、冬青膏、冷水、麻油、鸡蛋清等）。

（3）操作者准备　医护人员应仪表整洁，洗手，戴口罩。

（三）操作步骤

1. 备齐用物至患者床前，核对解释。

2. 暴露推拿部位，冬季注意保暖，夏季注意防暑降温，室温保持为 $25 \sim 27℃$。

3. 再次核对，准确取穴并应用适宜的手法和刺激强度进行推拿。每日 1 次，每次

20 ～ 30 分钟，10 次为 1 个疗程。

4. 操作过程中观察患者的一般情况，及时调整手法和刺激强度。

5. 操作后观察施术部位皮肤及肢体、关节功能是否正常。

6. 操作结束后再次核对，协助患者整理衣着，并帮其取安全舒适的体位，整理床单，整理用物，按医院消毒原则处理，洗手，记录，签名。

（四）注意事项

1. 医护人员需要注意的事项

（1）治疗过程要注意保暖，遮挡隐私部位。

（2）操作时置患者于安全舒适的体位，随时观察患者的反应。

（3）根据医嘱选用不同的推拿介质。

（4）患儿需有家属或监护人陪伴，3 岁以下小儿为方便操作可由家长抱起放在双腿上进行操作。

（5）术前宜明确诊断，严格掌握推拿治疗的禁忌证和适应证。

（6）麻醉状况下不用推拿法。

2. 患者及陪护人员需要注意的事项

患者过于饥饿、疲劳、精神紧张时，不宜立即进行操作。告知患者可能出现的不良反应，如有不适及时通知医护人员。

二、情志护理

中医学认为，人有七情变化，即喜、怒、忧、思、悲、恐、惊。七情是人体对外界客观事物和现象所作出的不同情志反应。七情在正常情况下不会致病，但如果情志过极、超出常度，就会引起脏腑气血功能紊乱，导致疾病的发生。

（一）情志与健康的关系

七情不仅可以引起多种疾病的发生，而且对疾病的发展有着重要影响。不同的情志可影响不同的脏腑功能，从而产生不同的疾病。不同的疾病也会有不同的情志改变，并可影响疾病的转归和预后。正常的情志活动是体内脏腑、气血、阴阳调和的反应，同时又能反作用于人体。正常的情志活动，能够调畅脏气，助正抗邪，增强人体抗病能力，预防疾病的发生，对维护人体的健康起着积极的促进作用。异常的情绪变化如七情过极等往往能直接损伤相应的内脏。

（二）影响情志变化的因素

情志变化常受多种因素的影响，如社会因素、环境因素、病理因素、个体因素等。

就体质而言，体质强弱不同，对情志刺激的耐受力也有一定的差异。体质较强者，对于情志刺激的耐受性较强，一般情况下不易为情志所伤；对体质较弱者，轻微的精神心理变化，就可能引起或诱发疾病的发生。

性格是人们个性心理特征的重要方面。一般而言，性格开朗乐观之人，心胸开阔，遇事心平气和而自安，故不易为病；性格抑郁之人，心胸狭隘，精神脆弱，情绪常波动，易酿成疾病。

在年龄方面，儿童脏腑娇弱，气血未充，中枢神经系统发育尚不完善，多为惊、恐致病；成年人气血方刚，奋勇向上，又处在错综复杂的环境中，易为怒、思所伤；老年人由于生活阅历丰富，一生中历经坎坷，尤其是离退休者，从工作岗位上退下来后感到精神失落，常易产生孤独感，易为忧郁、悲伤、思虑所伤。

此外，性别与情绪也有关系。男多属阳，以气为主，性多刚悍，不易受情志因素影响；女多属阴，以血为先，性多柔弱，一般比男性更易受情志影响而患病，以悲忧、哀思致病为多见。

（三）情志护理的方法

情志护理的方法有多种，医护人员可根据患者的具体病情选择合适的方法，以取得较好的效果。

1. 说理开导　《灵枢·师传》指出："人之情，莫不恶死而乐生，告之以其败，语之以其善，导之以其所便，开之以其所苦，虽有无道之人，恶有不听者乎？"医护人员应针对患者不同的症结，以说理开导的方法，有的放矢，动之以情，晓之以理，喻之以例，明之以法，尽快消除不良情绪对人体的损害，帮助患者从各种不正常的心态中解脱出来，促进患者康复。

2. 顺情从欲　顺情从欲是指顺从患者的意志、情绪，从而满足其身心需要的一种治疗方法，适用于当某种个人欲望未能得到满足所致内怀深忧而生的情志病变。

3. 移情解惑　移情指排遣情思，使思想焦点转移他处。有些患者患病后，往往将注意力集中在疾病上，整天胡思乱想，陷入苦闷烦恼和忧愁之中。对于这类患者，可采用言语诱导的方法，转移患者的注意力，解除思想顾虑，常有不药而愈的疗效。解惑是通过一定的方法解除患者对事物的误解和疑惑，从而尽快恢复患者健康。

4. 发泄解郁　发泄即宣泄，郁即郁结，主要指忧郁、悲伤等使人不愉快的消极情绪。发泄解郁法是通过发泄、哭诉等方式，将忧郁、悲伤等不良情绪宣泄出来，达到释情开怀、摆脱苦恼、身心舒畅、恢复心理平衡目的的一种方式。

5. 以情胜情　又称情志制约法，是指有意识地采用一种情志抑制另一种情志，达到淡化甚至消除不良情志，以保持良好的精神状态的一种情志护理方法。情胜情法，是中医学独特的情志治疗护理方法，为历代医家广为运用。

6. 暗示法　暗示法指医护人员运用语言、情绪、行为、举止等给患者以暗示，从而解除患者精神负担，使其相信疾病可以治愈，增强战胜疾病信心的治疗及护理方法。暗示作用不仅影响人的心理与行为，而且能影响人体的生理功能。

7. 药食法　选用适当的方药或食物，可调整五脏虚实，聪明益智，养心安神，疏肝理气，以达到调节情志活动的目的。

三、食疗护理

饮食是维持人体生命活动的物质基础，合理的饮食是濡养人体五脏六腑、四肢百骸的源泉，饮食不当可使人体正气虚弱，抵抗力下降，导致多种疾病的发生。

（一）食物的性味和功效

1. 食物的性味

（1）四性　是指食物具有的寒、热、温、凉四种属性，习称"四气"。加上不寒不热的平性，又可称为"五性"。寒性和凉性的食物，具有清热、泻火甚至解毒的作用；热性和温性的食物，具有温里、祛寒、助阳的作用。食物的属性一般可以通过其功效来反映。平性食物作用比较缓和，无明显偏性。

（2）五味　食物的"五味"，是指食物具有辛、甘、酸、苦、咸五种味道，其中还包括淡味和涩味。食物的五味不同，具有的药效作用也不相同。《素问·脏气法时论》指出："辛、酸、甘、苦、咸，各有所利，或散，或收，或缓，或急，或坚，或软，四时五脏，病随五味所宜也。"食物性味不同，对五脏的功效也不同。

2. 食物的功效

食物的功效是对疾病的预防、治疗及身体保健等的直接概括，是食物辅助治疗疾病的主要依据。食物的功效是由它自身固有偏性（性能）如"性""味""归经""升降浮沉"等特性决定的。医护人员在护理患者时，可针对性地选用具有不同功效的食物来祛除病邪。

（二）食物的分类

一般习惯将食物分成五大类：一是谷类及薯类，包括米、面、杂粮等；二是动物类，包括肉、禽、鱼、蛋、奶及奶制品等；三是豆类及其制品，包括大豆及其他干豆类；四是蔬菜水果类，包括鲜豆、根茎、叶菜、茄果等；五是纯能量类，包括动植物油、淀粉、食用糖、酒类等。此外，食物也可按形态与加工方式分为米饭、粥食、汤羹、菜肴、饮料、酒剂、散剂、蜜饯、糖果、膏类等；或按食物功效分为补益正气（具有营养保健作用）和祛除邪气（具有治疗作用）两大类。本书按食物的功效分类介绍部分常用食物。

（三）饮食宜忌

饮食宜忌，俗称忌口、食忌。临床上许多疾病难愈或愈而复发，往往与不注意饮食宜忌有关。《金匮要略》指出："所食之味，有与病相宜，有与身为害，若得宜则益体，害则成疾。"因此，饮食调护中强调饮食宜忌是十分必要的。

1. 疾病饮食宜忌

根据病症的寒热虚实、阴阳偏盛，结合食物的四气、五味、升降浮沉及归经等特性来确定的。食物的性味、功效等应与疾病的属性相适应，否则会影响治疗结果。

2. 服药饮食宜忌

《调疾饮食辨》记载："患者饮食，藉以滋养胃气，宣行药力，故饮食得宜足为药饵之助，失宜则反与药饵为仇。"服药期间有些食物对所服之药有不良的影响，应忌服。

（1）一般忌食　服药期间，忌食生冷、黏腻、肉、酒、酪、腥臭等不易消化及有特殊刺激性的食物。

（2）特殊忌口　某些药物有特殊忌口，如人参忌萝卜、茶叶，土茯苓忌茶，半夏忌羊肉、羊血、饴糖，厚朴忌豆类，牡丹皮忌蒜、芫荽等。

3. 食物搭配宜忌

（1）有些食物搭配利于健康　根据中医五行学说，有些食物相宜，可以搭配一起进食，如"当归生姜羊肉汤"，温补气血的羊肉与补血止痛的当归、温中散寒的姜配伍，可增强补虚散寒止痛之功，同时还可以去除羊肉的腥膻味；薏苡仁粥中添加红枣，可防止薏苡仁清热利湿过偏之性。

（2）有些食物搭配削弱健康　某些食物搭配不当会削弱食疗效果，要尽量避免。如吃羊肉、狗肉之类温补气血的食物，不应同时吃绿豆、鲜萝卜、西瓜等，否则会减弱前者的温补作用。饮食宜忌不是绝对的，要针对患者具体病情具体分析，还要注意个体差异，有些饮食经调制或配制后是可以通过改变性质而改变宜忌的，应灵活掌握。

四、灸疗护理

（一）评估

1. 病情

病情包括现病史、既往史、过敏史、家族史、是否对烟雾的刺激敏感。根据患者的具体情况，选择合适的灸法、灸器。

2. 局部皮肤

根据患者的局部皮肤情况，选择合适的施灸部位。

3. 心理状态

患者对病情与此项操作的认识，对热感、痛感的耐受性。

4. 病室环境

有无易燃易爆品、温度适宜、空气流通、注意保护隐私等。

（二）用物准备

治疗盘、治疗卡、艾炷或艾条、火柴（或打火机）、小口瓶、凡士林、棉签、镊子、弯盘、浴巾、屏风等。间接灸按需要准备姜片、蒜片或少许盐等。

（三）操作步骤

1. 评估

医护人员着装整洁，核对医嘱，床边评估患者，并做好解释工作，以取得患者合作。

2. 准备

洗手，备齐用物，携至床旁，再次核对。

3. 体位

根据病情选择好的施术部位（穴位），协助患者取合理舒适体位，暴露施灸部位，注意遮挡和保暖。

4. 定位

根据病情或遵医嘱明确施灸部位或穴位，并正确取穴。

5. 施灸

根据不同施灸方法进行操作，及时将艾灰弹入弯盘中或取掉残留的艾炷，防止灼伤皮肤和烧坏衣物。

6. 观察

施灸过程中，密切观察病情变化，随时询问患者有无灼痛感，及时调整距离，防止烧伤。对于患有呼吸道疾病的患者，还应注意呼吸情况，了解患者生理、心理感受。

7. 结束

施灸完毕，立即熄灭艾火。用纱布清洁局部皮肤，协助患者整理衣着，安置舒适体位，整理床单位，健康宣教。清理用物，酌情通风，洗手，记录，签名。

（四）注意事项

1. 施灸前，安置好患者体位，确保舒适，不能摆动，防止燃烧的艾炷或燃尽的热灰滚落燃损皮肤和衣物。

2. 施灸前，取穴要准，灸穴不宜过多，火力要均匀。

3. 施灸过程中医护人员要密切观察患者的病情及对施灸的反应。若发生晕灸应立即停止艾灸，使患者头低位平卧，注意保暖，轻者一般休息片刻，或饮温开水后即可恢复；重者可掐按水沟、内关、足三里即可恢复；严重时按晕厥处理。

4. 施灸过程中应注意艾条或艾炷燃烧的情况，应随时弹艾灰或取掉艾炷，如为温针灸，应用纸片隔开，防止灰火脱落烧伤皮肤。

5. 施灸的患者如皮肤感觉迟钝或是小儿等，施术者可将拇指、食指或食指、中指，置于施灸部位两侧，通过医护人员的手指来感知患者局部的受热程度，以便及时调节施灸距离，防止烫伤皮肤。

6. 施灸后，局部皮肤出现灼热微红，属于正常现象。如果灸后局部起小疱（瘢痕灸除外），注意勿擦破，可自行吸收。水疱大者可按烫伤处理，经局部消毒后，用灭菌针头刺破水疱下沿，将其液体挤干，外涂烫伤膏，并盖上消毒纱布。

7. 灸毕，及时熄灭艾火，以防复燃，注意安全。

8. 瘢痕灸者，在灸疮化脓期间，应避免重体力劳动，戒食辛辣食物，疮面局部勿用手搔抓，以保护痂皮，注意保持局部清洁，防止感染。

五、火罐护理

（一）评估

1. 病情

病情包括现病史、既往史等，根据患者的具体情况选择合适的拔罐方法、部位。

2. 局部皮肤

根据患者的局部皮肤情况，选择合适的拔罐部位。

3. 心理状态

患者对病情与此项操作的认识，对热感、痛感的耐受性。

4. 病室环境

有无易燃、易爆品，温度适宜，空气流通，注意保护隐私。

（二）用物准备

治疗盘、治疗卡、罐具、止血钳、纱布、95% 乙醇棉球、火柴或打火机、灭火器具等，必要时备浴巾、垫枕、屏风。

（三）操作步骤

1. 评估

医护人员着装整洁，核对医嘱，床边评估患者，并做好解释工作，以取得患者合作。

2. 准备

洗手，备齐用物，携至床旁，再次核对。

3. 体位

根据病情选择拔罐部位，协助患者，取舒适合理体位。

（1）反骑坐位　适用于颈部、背部。

（2）坐位　适用于头部、上肢部。

（3）仰卧位　适用于头面部、胸部、腹部、下肢内、外前侧。

（4）俯卧位　适用于头部两侧或后脑、颈项部、背部、腰部、下肢后侧。协助患者暴露拔罐部位，注意保暖和遮挡。

4. 定位

根据病情或遵医嘱明确拔罐部位，并正确取穴。

5. 拔罐

根据部位和拔罐方法选择合适的罐具，拔罐前再次检查罐体、罐口边缘，根据临床应用，采用不同的吸附方法，如闪火法等。吸附后根据病情、施术的部位等灵活选择多种拔罐方法，如闪罐法、提按罐法、走罐法等，以增强刺激、提高疗效。

6. 观察

拔罐过程中询问患者有无不适，随时观察罐口吸附情况、皮肤颜色和患者的全身情况。

7. 起罐

一手扶住罐体，另一手用手指按压罐口皮肤，待空气进入即可起罐，并观察患者皮肤情况，隔着纱布适当按摩，轻轻擦拭皮肤。

8. 结束

操作完毕，协助患者整理衣着，安排舒适体位，整理床单位，健康宣教。清理用物，洗手，记录签名。

（四）注意事项

1. 病室保持冷暖适宜，避免直接吹风，防止受凉。

2. 拔罐应选择肌肉丰厚的部位，尽量避开骨骼凹凸不平处、毛发较多处、瘢痕处等，充分暴露应拔部位。

3. 拔罐时应选好体位，嘱患者应体位舒适，局部宜舒展、松弛，勿移动体位，以防罐具脱落。

4. 老年人、儿童、体质虚弱及初次接受拔罐者，拔罐数量宜少，留罐时间宜短，手法宜轻。

5. 拔罐手法要熟练，动作要轻、快、稳、准。

6. 用于燃火的乙醇棉球，不可吸含酒精过多，以免拔罐时滴落到患者的皮肤上而造成烫伤。燃火伸入罐内的位置，以罐口与罐底的外 1/3 与内 2/3 处为宜。若不慎出现烫伤，按外科烧烫伤常规处理。

7. 拔罐过程中若出现头晕、胸闷、恶心欲吐、面色苍白、四肢厥冷、呼吸急促、脉细数等症状，甚至瞬间意识丧失等晕罐现象，处理方法是立即起罐，使患者呈头低脚高卧位，必要时可喝温开水或温糖水，或掐水沟穴等。密切注意血压、脉搏、心率变化，严重时按晕厥处理。若出现拔罐局部疼痛，处理方法有减压放气或立即起罐等。

8. 起罐时不可硬拉或旋转罐具，否则会引起疼痛，甚至损伤皮肤。

9. 留针拔罐，罐具宜大，毫针针柄宜短，以免吸拔时罐具触碰针柄而造成损伤。刺血拔罐操作则应注意无菌。

六、刮痧护理

（一）评估

1. 病情

病情包括现病史、既往史等。根据患者的具体情况，选择合适的刮拭方法、部位。

2. 局部皮肤

根据患者的局部皮肤情况，选择合适的刮拭部位。

3. 心理状态

患者对病情与此项操作的认识，对热感、痛感的耐受性。

4. 病室环境

温度适宜、空气流通、注意保护隐私等。

（二）用物准备

治疗盘、治疗卡、刮痧板、刮痧介质、干棉球或棉签、镊子、纱布、弯盘，必要时备大毛巾、屏风。

（三）操作步骤

1. 评估

医护人员着装整洁，核对医嘱，床边评估患者，并做好解释工作，以取得患者合作。

2. 准备

洗手，备齐用物，携至床旁，再次核对。

3. 体位

协助患者取合理体位，暴露部位，注意保暖。

（1）反骑坐位　适用于颈部、背部。

（2）坐位　适用于头部、上肢部。

（3）仰卧位　适用于头面部、胸部、腹部、下肢内外前侧。

（4）俯卧位　适用于头部两侧或后脑、颈项部、背部、腰部、下肢后侧。

4. 定位

根据病情或遵医嘱确定刮痧部位。

5. 检查刮具

再次检查刮具边缘是否光滑、有无缺损，以免划破皮肤。

6. 涂抹介质

用镊子夹取棉球，蘸取介质，涂抹刮痧部位皮肤或用刮痧器具蘸润滑剂。

7. 刮痧

正确握持刮痧板，并根据具体病情、体质、刮拭部位等采用合适的刮拭方法（包括力度、速度、角度、长度、程度及方向等）来进行刮痧。

8. 观察

刮拭过程中询问患者有无不适，观察局部皮肤颜色变化，并调节手法力度。当感到干涩时，要及时蘸取介质。

9. 结束

操作完毕，协助患者整理衣着，安排舒适体位，整理床单位，健康宣教。清理用物，洗手，记录签名。

（四）注意事项

1. 室内空气流通，注意保暖，避免直接吹风，以防复感风寒而加重病情。

2. 刮痧器具边缘要光滑，同时操作过程中用力要均匀，勿损伤皮肤。

3. 刮痧过程中不可片面地追求出痧而采用重手法或延长刮痧时间。出痧多少与患者病情、体质、服药情况及室内温度等多方面的因素有关。一般情况下，血瘀证、实证、热证出痧多，虚证、寒证出痧少；服药多者特别是服用激素类药物后，不易出痧；肥胖者与肌肉丰厚部位不易出痧；阳经较阴经易出痧；室温较低不易出痧。

4. 刮痧过程中要随时观察病情变化，如出现头晕、面色苍白、心慌、冷汗、恶心呕吐等症状，应立即停刮，报告医师，配合处理。

5. 刮痧后饮用 300 ～ 400mL 温开水（淡糖盐水为佳），15 分钟内不宜外出，30 分钟内忌洗凉水澡，避免受寒。

6. 刮痧后 1 ～ 2 天内在刮痧部位出现疼痛（不是很剧烈），皮肤有热感、痒、虫行感，冒冷、热气，皮肤表面出现风疹样变化等均为正常，忌搔抓。体质弱者会出现短暂性的疲劳反应和低热，经休息后可很快恢复正常。

7. 可根据具体病情在实施刮痧疗法的同时，积极配合针灸、拔罐、穴位按摩等治疗方法，以增强疗效。

七、中药熏蒸护理

（一）评估

1. 病情
病情包括现病史、既往史、过敏史、家族史。根据患者病情，选择合适的药物、熏洗部位。

2. 局部皮肤
观察熏洗部位皮肤的情况。

3. 心理状态
患者对病情和此项操作的认识程度。

4. 病室环境
温度是否适宜，注意保护隐私。

（二）用物准备

治疗卡，治疗盘，弯盘，药液，容器（根据熏洗部位的不同，选用盆、治疗碗、坐浴椅、有孔木盖浴盆等，或中草药熏洗治疗机），水温计，浴巾，小毛巾，必要时备屏风。

（三）操作步骤

1. 评估

医护人员着装整洁，核对医嘱，床边评估患者，并做好解释工作，以取得患者合作。嘱患者清洗熏洗部位，排空二便。

2. 准备

洗手，备齐用物，携至床旁，再次核对。

3. 体位

根据熏洗部位协助患者取舒适体位，充分暴露熏洗部位，注意保暖，必要时屏风遮挡。

4. 熏洗

将药液趁热倒入熏洗容器中，根据不同部位按要求熏洗，一般先熏后洗，注意测量药液温度。药液偏凉时，及时添加或更换。

5. 观察

熏洗过程中，随时观察患者的反应，询问其生理和心理感受。若感到不适，应立即停止，协助患者卧床休息。

6. 结束

熏洗完毕，清洁并擦干局部皮肤，协助患者整理衣着，安排舒适体位，整理床单位，健康宣教，清理用物，洗手，记录，签名。

（四）注意事项

1. 暴露部位尽量加盖衣被，洗毕应及时擦干。室温保持为 20～22℃。注意保护患者隐私，必要时进行遮挡。

2. 熏蒸时一般以 50～70℃为宜，年老体弱者、儿童及反应较差者不宜超过 50℃；浸泡时一般以 38～41℃为宜。

3. 头面部及某些敏感部位，不宜选用刺激性太强的药物。

4. 局部熏蒸时，以温热舒适、不烫伤皮肤为度；颜面部熏蒸 30 分钟后方可外出，以防感冒；局部有伤口者，按无菌操作进行；包扎部位熏洗时，应揭去敷料，熏洗完毕，更换消毒敷料后重新包扎。

5. 全身熏洗前应适量饮水以防汗出过度而虚脱，时间不宜超过 40 分钟，如患者出现心慌、气促、面色赤热或苍白、出大汗等情况应立即停止该操作，并做相应的对症处理；用中草药熏蒸机前应先检查机器的性能、有无漏电现象，以防发生意外；下肢熏洗时防止摔倒意外的发生。

6. 患者不宜空腹熏洗，进餐前后半个小时内不宜熏洗。熏洗后宜静卧休息半小时。对儿童、年老体弱和肢体活动不利者，应协助熏洗并严密观察。

7. 所用物品需清洁消毒，用具一人一份一消毒，避免交叉感染。

8. 治疗中如发现患者过敏或治疗无效时，应及时与医生联系，调整治疗方案。

八、音乐护理

（一）五音五行五脏

五音，是古人对五声阶名的称谓。

音阶是在一定的调式中，按音高次序排列的一组音。五音分别称为宫、商、角、徵、羽，在古代与我们现代发音大致相同，声音由低到高排列成五声音阶，五音是中国古代音乐的基本音。

五行是中国古代认识客观世界的重要概念，是名为"木""火""土""金""水"的五种气动方式。宇宙间一切事物的运动、交互、变化，都不离于这五种气的运动方式。不同事物具有相似的性质，故而可以配属五行，从而形成中医特色的五行体系。古人将五音形成的不同意象与五行相配属，形象地描述了徵音之躁急动悸如火，羽音之悠远似水，宫音之浑厚温和像土，商音之凄切悲怆类金，角音之清脆激扬像木。如此，这些不同的事物之间就建立起了一种抽象的联系。

五脏是人体内心、肝、脾、肺、肾五个脏器的合称。脏，古通藏。五脏具有"藏"的特点，藏精、藏气、藏血、藏神为其共性，故又名五神脏。中医学认为，人体是以五脏为中心，通过经络广泛联系六腑和其他组织器官而形成的有机整体，因此五脏对人体的生理、病理有十分重要的作用。五脏在生理功能上各有专司，病症上也互不相同，其间的依存、制约、协调平衡关系，以及脏与脏、脏与腑，乃至人体与自然界的关系，主要用阴阳，五行理论及脏象学说来阐释。中医学所述五脏与现代解剖学中的脏器同名而不同质，相较于对脏器的形态、部位的指示，更主要代表脏器与气候通过五行体系的配属关系，以及脏器的功能活动、病理变化所反映出来的种种征象。

（二）辨证用乐

辨证用乐，就是根据个体的体质、性格特征、疾病属性、对乐疗的接受程度，对乐疗的乐曲、应用方式进行适当选择，以达到满意的临床疗效。

中医音乐疗法的辨证用乐，强调在辨清体质、证候的基础上选乐。音乐的形式多种多样，不同旋律、速度、响度的音乐，对人体生理、心理产生的影响有所差异，产生不同的音乐效果。人的生理、文化素质各不相同，性格特点迥然有异，疾病千变万化，这都要求乐疗遵循辨证施乐的原则。

在传统音乐中，和缓宁静、平缓柔和、清幽淡雅的乐曲适宜于阳气偏旺、阴血偏弱者，有助于平稳呼吸、和缓心跳脉律、降压、松弛精神、放松情绪、消除烦躁焦虑；节奏欢快、情绪热烈的乐曲，适宜于阳虚阴盛者，见心悸气短、声低思微之候，起到振奋情绪、鼓舞心志的作用。

辨证用乐也强调同质和异质原理：对于情绪和心理调节来说，有时需要用相反的音乐情绪来获得好的效果。例如，心情焦虑、紧张，适宜用放松音乐来进行调整。人们将这种情况称为异质原理；相反，音乐的使用中似乎的确存在一种同质原理。例如，在对情绪的调节中，如果你陷入极度悲哀，对较快节奏的齐乐会表现出一种抵御情绪，而先用哀婉的音乐疏泄之，待情绪中压抑的成分被宣泄以后，再以明朗轻快的音乐进行调整，效果就比较好。所以，使用时也要注意选用与患者生理、心理状态及性格特征相一致的乐曲。

（三）环境选择

乐疗的环境也应受到重视。环境对人的感官有刺激作用，可以引起相应的心理活动，雅致的色彩给人以宽慰、舒适的悠闲感，鸟语花香让人情绪轻松舒畅，合理的空间使人心胸变得宽阔。符合这些条件的治疗环境必然会使音乐治疗的效果得到提高。所以选择乐疗场地应整洁、美观、雅静、宽敞，注意避免噪声干扰，使患者情绪安定，精神愉悦；室内保持空气清新，座椅舒适，不致使人有肌肉紧张的感觉；环境可以稍加修饰，如配以字画和盆景花卉，以增加诗情画意；如果选择户外，在柳荫花前、松风月下，自然让人心旷神怡，这些均可因时因地进行。

（四）适当护理

对患者的音乐治疗的护理，首先要全面了解病情，特别是一些身心疾病的患者，大多有不同程度的心理障碍，这就要求在音乐养生治疗中注意心理上的护理，要求家人或医护人员以诚挚的道德感、同情心、良好的情绪、周到的照顾来帮助患者进行音乐治疗，从而达到预期的结果。为了提高患者对音乐治疗的信心与兴趣，护理人员要尽量选择适合患者病情、心理状态和人格特征的乐曲，同时帮助患者了解平常心理状态对疾病治疗的作用。

第二节　康养常用的西医护理技术

一、体温的观察和测量

（一）目的

1. 判断体温有无异常。
2. 动态监测体温变化，分析热型及伴随症状。
3. 协助诊断，为预防、治疗、康复及护理提供依据。

（二）操作前准备

1. 评估患者并解释

（1）评估　患者的年龄、病情、意识、治疗情况、心理状态及合作程度。

（2）解释　向患者及家属解释体温测量的目的、方法、注意事项及配合要点。

2. 患者准备

（1）了解体温测量的目的、方法、注意事项及配合要点。

（2）体位舒适，情绪稳定。

（3）测温前 20～30 分钟若有运动、进食、洗澡、坐浴、灌肠等，应休息 30 分钟后再测量。

3. 环境准备

室温适宜，光线充足，环境安静。

4. 医护人员准备

衣帽整洁，修剪指甲，洗手，戴口罩。

5. 用物准备

治疗车上备：容器 2 个（一为清洁容器盛放已消毒的体温计，另一为盛放测温后的体温计）含消毒液纱布、表（有秒针）记录本、笔、手消液；若测肛温，另备润滑油、棉签、卫生纸。

（三）操作步骤

1. 核对、清点并检查体温计（无破损、水银柱在 35℃以下）。

2. 携用物至患者床旁，核对患者床号、姓名、腕带。

3. 测量选择测量体温的方法。

（1）口温（测量方法方便）

1）将口表水银端斜放于舌下热窝（heat pocket）。

2）嘱患者闭口勿咬，用鼻呼吸。

3）3 分钟后取出体温计。

（2）腋温（测量方法安全，用于婴儿或其他无法测量口温者）

1）将体温计水银端放于腋窝正中。

2）擦干汗液，体温计紧贴皮肤，屈臂过胸，夹紧。不能合作者，协助完成。

3）10 分钟后取出体温计。

（3）肛温（测量方法准确但不方便，用于婴儿、幼儿、昏迷、精神异常者）

1）侧卧、俯卧、屈膝仰卧位，暴露测温部位。

2）将润滑肛表水银端，插入肛门 3～4cm；婴幼儿可取仰卧位，医护人员一手握住病儿双踝，提起双腿；另一手将已润滑的肛表插入肛门（婴儿 1.25cm，幼儿 2.5cm）并握住肛表用手掌根部和手指将双臂轻轻捏拢，固定。

3）3 分钟后取出体温计。

4. 取出体温计，用消毒纱布擦拭。

5. 读数并评估体温是否正常，若与病情不符应重新测量，有异常及时处理。

6. 协助患者穿衣、裤，取舒适体位。

7. 体温计消毒，备用。

8. 洗手后绘制体温单或录入移动护理信息系统的终端设备。

（四）注意事项

1. 测量体温前应清点体温计数量，并检查有无破损。定期检查体温计的准确性。

2. 婴幼儿、精神异常、昏迷、口腔疾患、口鼻手术、张口呼吸者忌口温测量。腋下有创伤、手术、炎症，腋下出汗较多者，肩关节受伤或消瘦夹不紧体温计者禁忌腋温测量。直肠或肛门手术、腹泻、禁忌肛温测量；心肌梗死患者不宜测肛温，以免刺激肛门引起迷走神经反射，导致心动过缓。

3. 婴幼儿、危重及躁动患者，应设专人守护，防止发生意外。

4. 测口温时，若患者不慎咬破体温计，首先应及时清除玻璃碎屑，以免损伤唇、舌、口腔、食管、胃肠道黏膜，再口服蛋清或牛奶，以延缓汞的吸收。若病情允许，可食用粗纤维食物，加速汞的排出。

5. 避免影响体温测量的各种因素，如运动、进食、冷热饮、冷热敷、洗澡、坐浴、灌肠等。

6. 发现体温与病情不符合时，要查找原因并予以复测。

二、脉搏的观察和测量

（一）目的

1. 判断脉搏有无异常。
2. 动态监测脉搏变化，间接了解心脏状况。
3. 协助诊断，为预防、治疗、康复、护理提供依据。

（二）操作前准备

1. 评估患者并解释

（1）评估　患者的年龄、病情、治疗情况、心理状态及合作程度。

（2）解释　向患者及家属解释脉搏测量的目的、方法、注意事项及配合要点。

2. 患者准备

（1）了解脉搏测量的目的、方法、注意事项及配合要点。

（2）体位舒适，情绪稳定。

（3）测量前若有剧烈运动、紧张、恐惧、哭闹等，应休息20～30分钟后再测量。

3. 环境准备

室温适宜，光线充足，环境安静。

4. 医护人员准备

衣帽整洁，修剪指甲，洗手，戴口罩。

5. 用物准备

治疗车上备表（有秒针）记录本、笔、手消毒液，必要时备听诊器。

（三）操作步骤

1. 携用物至患者床旁，核对患者床号、姓名、腕带。

2. 协助患者取卧位或坐位；手腕伸展，手臂放至舒适位置。

3. 医护人员以食指、中指、无名指的指端按压在桡动脉处测量，按压力量适中，以能清楚测得脉搏搏动为宜。

4. 计数：正常脉搏测 30 秒，乘以 2。若发现患者脉搏短绌，应由 2 名医护人员同时测量，一人听心率，另一人测脉率，由听心率者发出"起"或"停"口令，计时 1 分钟。

5. 记录。

6. 洗手后绘制体温单或输入到移动护理信息系统的终端设备。

（四）注意事项

1. 勿用拇指诊脉，因拇指小动脉的搏动较强，易与患者的脉搏相混淆。

2. 异常脉搏应测量 1 分钟；脉搏细弱难以触诊应测心尖搏动 1 分钟。

三、呼吸的观察和测量

（一）目的

1. 判断呼吸有无异常。

2. 动态监测呼吸变化，了解患者呼吸功能情况。

3. 协助诊断，为预防、治疗、康复及护理提供依据。

（二）操作前准备

1. 评估患者并解释

（1）评估　患者的年龄、病情、治疗情况、心理状态及合作程度。

（2）解释　向患者及家属解释呼吸测量的目的、方法及注意事项。

2. 患者准备

（1）了解呼吸测量的目的、方法、注意事项。

（2）体位舒适，情绪稳定，保持自然呼吸状态。

（3）测量前如有剧烈运动、情绪激动等，应休息 20 ～ 30 分钟后再测量。

3. 环境准备

室温适宜，光线充足，环境安静。

4. 医护人员准备

衣帽整洁，修剪指甲，洗手，戴口罩。

5. 用物准备

治疗盘内备：表（有秒针）记录本、笔，必要时备棉花。

（三）操作步骤

1. 携用物至患者床旁，核对患者床号、姓名、腕带。

2. 协助患者取舒适体位。

3. 医护人员将手放在患者的诊脉部位似诊脉状，眼睛观察患者胸部或腹部的起伏。

4. 观察呼吸频率（一起一伏为一次呼吸）深度、节律、音响、形态及有无呼吸困难。

5. 计数：正常呼吸测 30 秒，乘以 2。异常呼吸患者或婴儿应测 1 分钟。

6. 将所测呼吸值记录在记录本或者输入移动护理信息系统的终端设备。

（四）注意事项

1. 呼吸受意识控制，因此测量呼吸前不必解释，在测量过程中不使患者察觉，以免紧张，影响测量的准确性。

2. 危重患者呼吸微弱，可用少许棉花置于患者鼻孔前，观察棉花被吹动的次数，计时应 1 分钟。

四、血压的观察和测量

（一）目的

1. 判断血压有无异常。

2. 动态监测血压变化，间接了解循环系统的功能状况。

3. 协助诊断，为预防、治疗、康复及护理提供依据。

（二）操作前准备

1. 评估患者并解释

（1）评估　患者的年龄、病情、治疗情况、既往血压状况、服药情况、心理状态及合作程度。

（2）解释　向患者及家属解释血压测量的目的、方法及注意事项及配合要点。

2. 患者准备

（1）体位舒适，情绪稳定。

（2）测量前有吸烟、运动、情绪变化等，应休息 15～30 分钟后再测量。

（3）了解血压测量的目的、方法、注意事项及配合要点。

3. 环境准备

室温适宜，光线充足，环境安静。

4. 医护人员准备

衣帽整洁，修剪指甲，洗手，戴口罩。

5. 用物准备

治疗盘内备：血压计、听诊器、记录本（体温单）笔。

（三）操作步骤

1. 携用物至患者床旁，核对患者床号、姓名、腕带。

2. 测血压前，确认患者至少坐位安静休息 5 分钟，30 分钟内禁止吸烟或饮咖啡，排空膀胱。

3. 测量血压。

（1）肱动脉

1）体位：手臂位置（肱动脉）与心脏呈同一水平、坐位：平第四肋；仰卧位：平腋中线。

2）手臂：卷袖，露臂，手掌向上，肘部伸直。

3）血压计：打开，垂直放妥，开启水银槽开关，避免倾倒。

4）缠袖带：排尽袖带内空气，平整置于上臂中部，下缘距肘窝 2～3cm，松紧适宜，以能插入一指为宜。

5）充气：触摸肱动脉搏动，将听诊器胸件置肱动脉搏动最明显处，一手固定，另一手握加压气球，关气门，充气至肱动脉搏动消失再升高 20～30mmHg。充气速度不可过快，以免水银溢出或患者不适。

6）放气：缓慢放气，速度以水银柱下降 4mmHg/s 为宜，注意水银柱刻度和肱动脉声音的变化。

7）判断：听诊器出现的第一声搏动音，此时水银柱所指的刻度，即为收缩压；当搏动音突然变弱或消失，水银柱所指的刻度即为舒张压。读数时眼睛视线保持与水银柱弯月面同一水平。视线低于水银柱弯月面读数偏高；反之读数偏低。

（2）腘动脉

1）体位：仰卧、俯卧、侧卧。

2）患者：卷裤，卧位舒适。必要时脱一侧裤子，暴露大腿，以免过紧影响血流，影响血压测量值的准确性。

3）缠袖带：袖带缠于大腿下部，其下缘距腘窝 3～5cm，听诊器置腘动脉搏动最明显处，袖带松紧适宜。

4）其余操作　同肱动脉。

（3）整理血压计　排尽袖带内余气，扣紧压力活门，整理后放入盒内：血压计盒盖右倾 45°，使水银全部流回槽内，关闭水银槽开关，盖上盒盖，平稳放置。避免玻璃管破裂，水银溢出。

（4）恢复体位　必要时协助穿衣、穿裤。

（5）记录　将所测血压值按收缩压 / 舒张压 mmHg（kPa）记录在记录本上或者输入到移动护理信息的终端设备上，如 120/84mmHg。当变音与消失音之间有差异时，两读数都应记录，方式是收缩压 / 变音 / 消失音 mmHg，如 120/84/60mmHg。

（四）注意事项

1. 定期检测、校对血压计。测量前，检查血压计：玻璃管无裂损，刻度清晰，加压气球和橡胶管无老化、不漏气，袖带宽窄合适，水银充足、无断裂；检查听诊器：橡胶管无老化、衔接紧密，听诊器传导正常。

2. 对需持续观察血压者，应做到"四定"，即定时间、定部位、定体位、定血压计，有助于测定的准确性和对照的可比性。

3. 发现血压听不清或异常，应重测。重测时，待水银柱降至"0"点，稍等片刻后再测量。必要时，做双侧对照。

4. 注意测压装置（血压计、听诊器）测量者、受检者、测量环境等因素引起血压测量的误差，以保证测量血压的准确性。

五、血糖的观察和测量

（一）目的

1. 监测血糖，了解患者血糖的控制水平和波动情况，使血糖控制在理想范围，避免糖尿病并发症的发生和发展。

2. 根据血糖测量结果帮助医生制订和调整用药方案。

（二）操作前准备

1. 评估

（1）观察患者双手指皮肤的颜色、温度，了解是否有酒精过敏及感染情况。

（2）患者的配合程度。

（3）血糖试纸的有效期及是否干燥、有无裂缝和折痕。

（4）血糖仪的完好程度。

2. 准备

（1）医护人员　着装整洁，洗手，戴口罩。

（2）患者　洗手。

（3）环境　清洁、安静。

（4）用物　血糖监测仪、匹配的血糖试纸、采血针头（刺指笔）消毒棉签、消毒液、记录本和笔、污物桶、锐器盒、洗手液等。

（三）操作步骤

1. 备齐用物，携至床旁。

2. 呼叫患者床号、姓名，向患者做好解释工作，核对腕带。

3. 检查和消毒手指，待干。

4. 开机，调整血糖仪的代码使其与使用的试纸代码相同。

5. 将血糖试纸插入试纸孔。

6. 将采血针头装入刺指笔中，也可直接选用新式一次性采血针头，根据手指皮肤厚度选择穿刺深度，刺破手指取适量血。

7. 待血糖仪指示取血后，将血糖试纸吸血端插入血滴，观察血液吸到试纸专用区域后拿开，等待结果。

8. 干棉签轻压针眼 1 ～ 2 分钟，将采血针头弃于锐器盒。

9. 读取血糖值，在记录本上记录血糖值和监测时间。

10. 取下用过的试纸弃于污物桶，新式一次性采血针头弃于锐器盒，关闭血糖仪。

11. 整理床单位和用物，交代注意事项，离开病房。

（四）操作后护理

1. 指导患者

（1）告知患者血糖监测的目的。

（2）指导患者穿刺后按压时间 1 ～ 2 分钟，直到不出血为止。

（3）对需要长期监测血糖的患者，教会患者自我血糖监测的方法、准确记录采血时间和血糖结果等信息。

2. 注意事项

（1）测血糖前，确认血糖仪上的号码与试纸号码是否一致，血糖试纸是否在有效期内且干燥保存，血糖仪是否完好。

（2）消毒液待干后实施采血，根据手指表皮的厚度调节采血笔深度，让血液自然流出，在取血过程中勿过分按摩和用力挤血。

（3）注意吸血的等待时间，吸血量应使试纸测试区完全变成红色，检测时不挪动试纸条或倾斜血糖仪。

（4）不要触碰试纸条的测试区，避免试纸发生污染。

（5）采血部位要交替轮换，不要长期扎刺一个地方，以免形成瘢痕。

3. 仪器的维护和保管

（1）试纸条保存在 2 ～ 30℃、干燥、避光、密封的地方。

（2）血糖仪测试区内不能有血渍、灰尘等污染物。宜用软布蘸清水轻轻擦拭，不可用清洁剂或乙醇等有机溶剂清洁。

（3）血糖仪在下述情况时应校准：第一次使用时；使用新一瓶试纸时；怀疑血糖仪或试纸出现问题时；血糖仪摔坏后。使用已知浓度的模拟血糖液校准，模拟血糖液在开瓶后 3 个月内有效，不宜储存在温度 ≥ 30℃ 的环境下，不宜冷藏或冷冻。

六、静脉注射法

（一）目的

1. 注入药物，用于药物不宜口服、皮下注射、肌内注射或需迅速发挥药效时。

2.药物因浓度高、刺激性大、量多而不宜采取其他注射方法。

3.注入药物做某些诊断性检查。

4.静脉营养治疗。

（二）操作前准备

1.评估患者并解释

（1）评估

1）患者的病情、治疗情况、用药史及过敏史。

2）患者的意识状态、肢体活动能力、对用药的认知及合作程度。

3）穿刺部位的皮肤状况、静脉充盈度及管壁弹性。

（2）解释 向患者及家属解释静脉注射的目的、方法、注意事项、配合要点、药物的作用及副作用。

2.患者准备

（1）了解静脉注射的目的、方法、注意事项、配合要点、药物作用及其副作用。

（2）取舒适体位，暴露注射部位。

3.环境准备

清洁、安静、光线适宜，必要时用屏风遮挡患者。

4.医护人员准备

衣帽整洁，修剪指甲，洗手，戴口罩，戴手套。

5.用物准备

（1）治疗车上层

1）注射盘：内有无菌持物镊、皮肤消毒液（2%的碘酊、75%乙醇、0.5%碘伏）、无菌棉签、无菌纱布或棉球、砂轮、弯盘、启瓶器、止血带、一次性垫巾、胶布。

2）无菌盘、注射器（规格视药量而定）6～9号针头、药液（按医嘱准备）。

3）医嘱卡。

4）一次性橡胶手套、无菌手套（股静脉注射使用）、手消毒液。

（2）治疗车下层 锐器盒、医用垃圾桶、生活垃圾桶。

（三）操作步骤

1.核对医嘱无误，抽吸药液，置于无菌盘内。

2.携用物至患者床旁，核对患者床号、姓名、腕带。

3.实施注射

（1）四肢浅静脉注射

1）定位消毒：选择合适静脉（粗直、弹性好、易于固定的静脉，避开关节和静脉瓣），在穿刺部位下方放置一次性垫巾，在穿刺部位上方（近心端）约6cm处扎紧止血带，常规消毒皮肤，待干。

2）核对排气：二次核对，排尽空气。

3）进针穿刺：嘱患者轻握拳，医护人员以左手拇指绷紧静脉下端皮肤，使其固定，右手持注射器，食指固定针栓（若使用头皮针，手持头皮针小翼），针头斜面向上，与皮肤呈 15° ～ 30° 自静脉上方或侧方刺入皮下，再沿静脉走向滑行刺入静脉，见回血，可再沿静脉走行进针少许。

4）两松固定：松开止血带，患者松拳，固定针头（如为头皮针，用胶布固定）。

5）推注药液：缓慢推注药液，注药过程中要试抽回血，以检查针头是否仍在静脉内。

6）拔针按压：注射毕，用无菌干棉签轻压针刺处，快速拔针后按压至不出血为止。

（2）小儿头皮静脉注射

1）安置体位：患儿取仰卧或侧卧位。

2）定位消毒：选择合适的头皮静脉，常规消毒皮肤，待干。

3）核对排气：二次核对，排尽空气。

4）穿刺注射：由助手固定患儿头部。医护人员左手拇指、食指固定静脉两端，右手持头皮针沿静脉向心方向平行刺入，见回血后推药少许。如无异常，用胶布固定针头，缓慢注射药液。

5）拔针按压：注射完毕，用无菌干棉签轻压针刺处，快速拔针后按压至不出血为止。

（3）股静脉注射

1）安置体位：协助患者取仰卧位，下肢伸直略外展外旋。

2）定位消毒：在腹股沟中内 1/3 交界处，用左手触得股动脉搏动最明显处，常规消毒局部皮肤。

3）核对排气：二次核对，排尽空气。

4）穿刺注射：左手再次扪及股动脉搏动最明显部位并予以固定，右手持注射器，针头与皮肤呈 90° 或 45°，在股动脉内侧 0.5cm 处刺入，抽动活塞见有暗红色回血，提示针头已进入股静脉，固定针头，注入药液。

5）拔针按压：注射毕，拔出针头，局部用无菌纱布加压止血 3 ～ 5 分钟，然后再用胶布固定。

4. 核对患者床号、姓名、药名、浓度、剂量、给药方法及时间。

5. 操作后处理

（1）协助患者取舒适卧位。

（2）清理用物。

（3）洗手。

（4）记录注射时间，以及药物名称、浓度、剂量，还有患者的反应。

（四）注意事项

1. 严格执行查对制度和无菌操作制度。

2. 长期静脉注射者要保护血管，应有计划地由远心端向近心端选择静脉。

3. 注射对组织有强烈刺激性的药物，一定要在确认针头在静脉内后方可推注药液，以免药液外溢导致组织坏死。

4. 股静脉注射时如误入股动脉，应立即拔出针头，用无菌纱布紧压穿刺处 5 ～ 10 分钟，直至无出血为止。

5. 根据病情及药物性质，掌握推药速度，若需要长时间、微量、均匀、精确地注射药物，有条件的医院可选用微量注射泵，则更为安全可靠。

七、卧位护理技术

（一）仰卧位

仰卧位，又称平卧位，是一种自然的休息姿势。患者仰卧，头下方放置一个枕头，两臂放于身体两侧，两腿自然放置。根据病情或检查、治疗的需要又可分为以下三种仰卧位类型。

1. 去枕仰卧位

（1）姿势　去枕仰卧，头偏向一侧，两臂放于身体两侧，两腿伸直，自然放平，将枕横立于床头。

（2）适用范围　①昏迷或全身麻醉未清醒的患者：可避免呕吐物误入气管而引起窒息或肺部并发症。②椎管内麻醉或脊髓腔穿刺后的患者：可预防颅内压降低而引起的头痛。

2. 中凹卧位（休克卧位）

（1）姿势　用垫枕抬高患者的头胸部 10° ～ 20°，抬高下肢 20° ～ 30°。

（2）适用范围　休克患者。

3. 屈膝仰卧位

（1）姿势　患者仰卧，头下垫枕，两臂放于身体两侧，两膝屈起，并稍向外分开。检查或操作时，注意保暖及保护患者隐私。

（2）适用范围　胸腹部检查或行导尿术、会阴冲洗等。

（二）侧卧位

1. 姿势

患者侧卧，臀部稍后移，两臂屈肘，一手放在枕旁，另一手放在胸前，下腿稍伸直，上腿弯曲。必要时在两膝之间、胸腹部、后背部放置一个软枕，以扩大支撑面，增加稳定性，使患者感到舒适与安全。

2. 适用范围

（1）灌肠，肛门检查，以及配合胃镜、肠镜检查等。

（2）预防压疮。侧卧位与平卧位交替，便于护理局部的受压部位，可避免局部组织长期受压。

（3）行臀部肌内注射时，下腿弯曲，上腿伸直，可使注射部位肌肉放松。

（4）对单侧肺部病变者，可视病情采取患侧卧位或健侧卧位。

（三）半坐卧位

1. 姿势

（1）摇床法　患者仰卧，先摇起床头支架使上半身抬高，与床呈 30°～50°，再摇起膝下支架，以防下滑。必要时，床尾可放置一个软枕垫于患者的足底，增加舒适感，防止足底触及床尾栏杆。放平时，先摇平膝下支架，再摇平床头支架。

（2）靠背架法　如无摇床，可将患者上半身抬高，在床头垫褥下放一靠背架；患者下肢屈膝，用大单包裹膝且枕垫于膝下，大单两端固定于床缘，以防下滑，床尾足底垫软枕。放平时，先放平下肢，再放平床头。

2. 适用范围

（1）某些面部及颈部手术后。

（2）胸腔疾病、胸部创伤或心肺疾病引起的呼吸困难。

（3）腹腔、盆腔手术后或有炎症。

（4）疾病恢复期体质虚弱。

（四）端坐位

1. 姿势

扶患者坐起，摇起床头或抬高床头支架。患者身体稍向前倾，床上放一个跨床小桌，桌上放软枕，患者可伏桌休息。必要时加床挡，以保证安全。

2. 适用范围

左心衰竭、心包积液、支气管哮喘发作。

（五）俯卧位

1. 姿势

患者俯卧，两臂屈肘放于头的两侧，两腿伸直；胸下、腹部及踝部各放一个软枕，头偏向一侧。

2. 适用范围

（1）腰、背部检查或配合胰、胆管造影检查时。

（2）脊椎手术后或腰、背、臀部有伤口，不能平卧或侧卧。

（3）胃肠胀气所致腹痛。

（六）头低足高位

1. 姿势

患者仰卧，头偏向一侧，枕横立于床头，以防碰伤头部。床尾用支托物垫高 15～30cm。此卧位易使患者感到不适，不可长时间使用。颅内高压者禁用。

2. 适用范围

（1）肺部分泌物引流，使痰液易于排出。

（2）十二指肠引流术，有利于胆汁引流。

（3）妊娠时胎膜早破，防止脐带脱垂。

（4）跟骨或胫骨结节牵引时，利用人体重力作为反牵引力，防止下滑。

（七）头高足低位

1. 姿势

患者仰卧，床头用支托物垫高 15～30cm 或根据病情而定，床尾放置一个软枕，以防足部触及床尾栏杆。若为电动床可调节整个床面向床尾倾斜。

2. 适用范围

（1）右颈椎骨折患者做颅骨牵引。

（2）颅脑术后患者。

（八）膝胸卧位

1. 姿势

患者跪卧，两小腿平放于床上，稍分开；大腿和床面垂直，胸贴床面，腹部悬空，臀部抬起，头转向一侧，两臂屈肘，放于头的两侧。若孕妇取此卧位矫正胎位时，应注意保暖，每次不应超过 15 分钟。

2. 适用范围

（1）肛门、直肠、乙状结肠镜检查或治疗。

（2）矫正胎位不正或子宫后倾。

（3）产后子宫复原。

（九）截石位

1. 姿势

患者仰卧于检查台上，两腿分开，放于支腿架上，支腿架上放一个软枕，两手放在身体两侧或胸前。采用此卧位时，应注意遮挡和保暖。

2. 适用范围

（1）会阴、肛门部位的检查、治疗或手术，如膀胱镜、妇产科检查、阴道灌洗等。

（2）产妇分娩。

八、雾化护理技术

（一）目的

1. 湿化气道

湿化气道常用于呼吸道湿化不足、痰液黏稠、气道不畅者，也可作为气管切开术后常规治疗手段。

2. 控制感染

消除炎症，控制呼吸道感染，常用于咽喉炎、支气管扩张、肺炎、肺脓肿、肺结核等患者。

3. 改善通气

解除支气管痉挛，保持呼吸道通畅，常用于支气管哮喘等患者。

4. 祛痰镇咳

减轻呼吸道黏膜水肿，稀释痰液，帮助祛痰。

（二）操作前准备

1. 环境准备

环境清洁、安静，光线、温湿度适宜。

2. 医护人员准备

衣帽整洁，修剪指甲，洗手，戴口罩。

3. 用物准备

（1）治疗车上层　氧气雾化吸入器、氧气装置（湿化瓶勿放水）、弯盘、药液（遵医嘱准备）、生理盐水。

（2）治疗车下层　锐器盒、医用垃圾桶、生活垃圾桶。

（三）操作步骤

1. 检查使用前检查雾化器各部件是否完好，有无松动、脱落、漏气等异常情况。

2. 遵医嘱将药液稀释后，注入雾化器的药杯内。

3. 核对携用物，以及患者床号、姓名、腕带。

4. 将雾化器的接气口连接于氧气筒或中心吸氧装置的输氧管上。

5. 调节氧流量，一般为 6 ～ 8L/min。

6. 再次核对患者床号、姓名、药名、浓度、剂量、给药方法及时间。

7. 指导患者手持雾化器，将吸嘴放入口中并紧闭嘴唇深吸气，用鼻呼气，如此反复，直至药液吸完为止。

8. 第三次核对患者床号、姓名、药名、浓度、剂量、给药方法及时间。

9. 结束雾化取出雾化器，关闭氧气开关。

10. 操作后处理如下。

（1）协助患者擦干面部，清洁口腔，取舒适卧位，整理床单位。

（2）清理用物。

（3）洗手，记录雾化时间及患者的反应、效果。

（四）注意事项

1. 正确使用供氧装置，注意用氧安全，室内应避免火源。

2. 氧气湿化瓶内勿盛水，以免液体进入雾化器内使药液稀释而影响疗效。

3. 观察及协助排痰，注意观察患者痰液排出的情况，如痰液仍未排出，可予以拍背、吸痰等方法协助排痰。

九、排痰护理技术

（一）目的

1. 清除呼吸道分泌物，保持呼吸道通畅。
2. 促进呼吸功能，改善肺通气。
3. 预防并发症的发生。

（二）操作前准备

1. 评估患者并解释
（1）解释　向患者及家属解释吸痰的目的、方法、注意事项及配合要点。
（2）评估　患者的年龄、病情、意识、治疗情况，有无将呼吸道分泌物排出的能力，心理状态及合作程度，目前患者的血氧饱和度。
2. 患者准备
（1）了解吸痰的目的、方法、注意事项及配合要点。
（2）体位舒适，情绪稳定。
3. 环境准备
室温适宜，光线充足，环境安静。
4. 医护人员准备
衣帽整洁，修剪指甲，洗手，戴口罩。
5. 用物准备
（1）治疗盘内备　盖罐、一次性无菌吸痰管数根、无菌纱布、无菌血管钳、无菌手套、弯盘。
（2）治疗盘外备　电动吸引器或中心吸引器，必要时备压舌板、张口器、舌钳、电插板等。

（三）操作步骤

1. 携用物至患者床旁，核对患者床号、姓名、腕带。
2. 调节接通电源，打开开关，检查吸引器性能，调节负压。
3. 检查患者口、鼻腔，取下活动义齿；若口腔吸痰有困难，可由鼻腔吸引；昏迷患者可用压舌板或张口器帮助张口。
4. 将患者头部转向一侧，面向操作者。
5. 试吸连接吸痰管，在试吸罐中试吸少量生理盐水，检查吸痰管是否通畅，同时润滑导管前端。
6. 吸痰时一手反折吸痰导管末端，另一手用无菌血管钳（镊）或者戴手套持吸痰管前端，插入口咽部（10～15cm），然后放松导管末端，先吸口咽部分泌物，再吸气管内分泌物。若为气管切开吸痰，应注意无菌操作；采取左右旋转并向上提管的手法，以利于呼吸道分泌物的充分吸尽，每次吸痰时间＜15秒。

7. 抽吸吸痰管退出时，在冲洗罐中用生理盐水抽吸。一根吸痰导管只使用一次。

8. 观察气道是否通畅，患者的反应如面色、呼吸、心率、血压等，吸出液的色、质、量。

9. 吸痰完毕安置患者，拭净患者脸部，使其体位舒适，整理床单位。

10. 整理用物。吸痰管按一次性用物处理，吸痰的玻璃接管插入盛有消毒液的试管中浸泡。

11. 洗手后记录。记录痰液的量、颜色、黏稠度、气味、患者的反应等。

（四）注意事项

1. 吸痰前，检查电动吸引器性能是否良好，连接是否正确。

2. 严格执行无菌操作，每次吸痰前应更换新的吸痰管。

3. 每次吸痰时间＜15秒，以免造成缺氧。

4. 吸痰动作轻稳，防止损伤呼吸道黏膜。

5. 痰液黏稠时，可配合叩击、蒸汽吸入、雾化吸入等方法，提高吸痰效果。

6. 电动吸引器连续使用时间不宜过久；贮液瓶内液体达2/3满时，应及时倾倒，以免液体过多吸入马达内损坏仪器；贮液瓶内应放少量消毒液，使吸出液不致黏附于瓶底，便于清洗消毒。

7. 如果患者在吸痰时，临床上有明显的血氧饱和度下降，建议吸痰前提高氧浓度；建议在吸痰前的30～60秒，向儿童和成人提供100%的氧。

8. 建议成人患者使用的吸痰管（直径）要小于其使用的气管插管的直径的50%，婴儿患者则要小于70%。

十、口腔护理

（一）目的

1. 保持口腔清洁、湿润，预防口腔感染等并发症。

2. 去除口腔异味，促进食欲，确保患者舒适。

3. 评估口腔变化（如黏膜、舌苔及牙龈等），提供患者病情变化的信息。

（二）操作前准备

1. 评估患者并解释

（1）评估　患者的年龄、病情、意识、心理状态、自理能力、配合程度及口腔卫生状况。

（2）解释　向患者及家属解释口腔护理的目的、方法、注意事项及配合要点。

2. 患者准备

（1）了解口腔护理的目的、方法、注意事项及配合要点。

（2）取舒适、安全且易于操作的体位。

3. 环境准备

宽敞，光线充足或有足够的照明。

4. 医护人员准备

衣帽整洁，修剪指甲，洗手，戴口罩。

5. 用物准备

（1）治疗车上层　治疗盘内备口腔护理包、水杯、吸水管、棉签、液体石蜡、手电筒、纱布、治疗巾及口腔护理液；治疗盘外备手消毒液。必要时备开口器和口腔外用药。

（2）治疗车下层　生活垃圾桶、医用垃圾桶。

（三）操作步骤

1. 备齐用物携至患者床旁，核对患者床号、姓名、腕带。

2. 协助患者侧卧或仰卧，头偏向一侧。

3. 铺治疗巾于患者颈下。

4. 倒漱口液，润湿并清点棉球数量。

5. 湿润口唇。

6. 协助患者用吸水管吸水漱口。

7. 全面观察口腔内状况（溃疡、出血点及特殊气味等），嘱患者张口，医护人员一手持手电筒，另一手持压舌板，观察口腔情况。对昏迷患者或牙关紧闭者，可用开口器协助张口。对有活动义齿者，应取下义齿。

8. 用弯止血钳夹取含有口腔护理液的棉球，拧干。

（1）嘱患者咬合上、下齿，用压舌板撑开左侧颊部，纵向擦洗牙齿左外侧面，由白齿洗向门齿。同法擦洗牙齿右外侧面

（2）嘱患者张开上、下齿，擦洗牙齿左上内面左上咬合面、左下内侧面、左下咬合面，弧形擦洗左侧颊部。同法擦洗右侧牙齿。

（3）擦洗舌面、舌下及硬腭部。

（4）擦洗完毕，再次清点棉球数量。

9. 协助患者再次漱口，纱布擦净口唇。

10. 再次评估口腔状况。

11. 口唇涂液体石蜡或润唇膏，酌情涂药。

12. 操作后处理

（1）撤去弯盘及治疗巾。

（2）协助患者取舒适卧位，整理床单位。

（3）整理用物。

（4）洗手，记录口腔异常情况及护理效果。

（四）注意事项

1. 禁止对昏迷患者漱口，以免引起误吸。

2. 观察口腔时，对长期使用抗生素和激素的患者，应注意观察口腔内有无真菌感染。

3. 传染病患者的用物需按消毒隔离原则进行处理。

十一、头发护理

（一）目的

1. 去除头皮屑和污秽，保持头发清洁，减少感染的机会。

2. 按摩头皮，促进头部血液循环，促进头发生长和代谢。

3. 维护患者自尊，增加患者自信，建立良好的护患关系。

（二）操作前准备

1. 评估患者并解释

（1）评估　患者的年龄、病情、意识、自理能力及配合程度，头发及头皮状态，日常梳洗习惯。

（2）解释　向患者及家属解释梳头的目的、方法、注意事项及配合要点。

2. 患者准备

（1）了解梳头的目的、方法、注意事项及配合要点。

（2）根据病情，采取平卧位、坐位或半坐卧位。

3. 环境准备

宽敞，光线充足或有足够的照明。

4. 医护人员准备

衣帽整洁，修剪指甲，洗手，戴口罩。

5. 用物准备

治疗盘内备梳子、治疗巾、纸袋，治疗盘外备手消毒液。必要时备发夹、橡皮圈（套）、30% 乙醇。

（三）操作步骤

1. 备齐用物携至床旁，核对患者床号、姓名、腕带。

2. 根据病情协助患者取平卧位、坐位或半坐卧位。若患者病情较重，可协助其取侧卧位或平卧位，头偏向一侧。

3. 对于坐位或半坐卧位患者，铺治疗巾于患者肩上；对于卧床患者，铺治疗巾于其枕上。

4. 将头发从中间分成两股，医护人员一手握住一绺头发，另一手持梳子，由发根梳向发梢。如发质较粗或烫成卷发，可选用齿间较宽的梳子；如遇长发或头发打结不易梳理时，应沿发梢至发根方向梳理。

5. 根据患者喜好，将长发编辫或扎成束。

6. 操作后处理：

（1）将脱落头发置于纸袋中，撤去治疗巾。

（2）协助患者取舒适卧位，整理床单位。

（3）整理用物。

（4）洗手，记录执行时间及护理效果。

（四）注意事项

1. 医护人员为患者进行头发护理时，应注意患者个人喜好和习惯。

2. 对将头发编成辫的患者，每天至少将发辫松开一次，梳理后再编好。

3. 头发梳理过程中，可用指腹按摩头皮，促进头部血液循环。

十二、皮肤护理

（一）目的

1. 去除皮肤污垢，保持皮肤清洁，促进身心舒适。

2. 促进皮肤血液循环，增强皮肤排泄功能，预防感染和压疮。

3. 促进患者身体放松，增加患者活动机会。

4. 促进护患交流，增进护患关系。

（二）操作前准备

1. 评估患者并解释

（1）评估　患者的年龄、病情、意识、心理状态、自理能力及配合程度，皮肤情况和日常洗浴习惯。

（2）解释　向患者及家属解释洗浴的目的、方法、注意事项。

2. 患者准备

（1）了解洗浴的目的、方法及注意事项。

（2）根据需要协助患者排便。

3. 环境准备

调节室温至 22℃以上，水温以皮肤温度为准，夏季可略低于体温，冬季可略高于体温。

4. 医护人员准备

衣帽整洁，修剪指甲，洗手，戴口罩。

5. 用物准备

脸盆、毛巾、浴巾、浴皂（根据皮肤情况选择酸、碱度适宜的洗浴用品）洗发液、清洁衣裤、拖鞋、手消毒液。治疗车下层备生活垃圾桶、医用垃圾桶。

（三）操作步骤

1. 备齐用物携至床旁，核对患者床号、姓名、腕带，询问患者有无特殊用物需求。

2. 检查浴盆或浴室是否清洁，浴室放置防滑垫。协助患者准备洗浴用品，将用品放于浴盆或浴室内易取处。

3. 嘱患者穿好浴衣和拖鞋，并指导患者调节冷、热水开关及使用浴室呼叫器。嘱患者进、出浴室时扶好安全把手。

4. 患者洗浴时，医护人员应在可呼唤的地方，并每隔 5 分钟检查患者情况，观察其在沐浴过程中的反应。

5. 操作后处理。

（四）注意事项

1. 浸浴应在进食 1 小时后进行，以免影响消化功能。

2. 浸泡时间不应超过 10 分钟，浸泡过久易导致疲倦。

3. 向患者解释呼叫器的使用方法，嘱患者如在洗浴过程中感到虚弱无力、眩晕，应立即呼叫帮助。

4. 若遇患者发生晕厥，应立即将患者抬出，平卧，保暖，通知医生并配合处理。

5. 传染病患者应根据病情和隔离原则进行浸浴。

主要参考书目

［1］徐桂华，胡慧．中医护理学基础［M］.北京：中国中医药出版社，2016.

［2］李小寒，尚少梅．基础护理学［M］.北京：人民卫生出版社，2017.

［3］沈翠珍，高静．内科护理学［M］.北京：人民卫生出版社，2021.

［4］范欣生．音乐疗法［M］.北京：中国中医药出版社，2002.